DU TRAITEMENT

DES

DÉVIATIONS DE LA COLONNE VERTÉBRALE

PAR LA MÉTHODE DE SAYRE

— AUTO-SUSPENSION ET CORSET PLATRÉ —

PAR

LE DR N. COULOMB

ANCIEN INTERNE DES HOPITAUX DE LYON

Avec une planche et figures dans le texte

PARIS

ADRIEN DELAHAYE ET ÉMILE LECROSNIER, ÉDITEURS

PLACE DE L'ÉCOLE DE MÉDECINE

1881

DU TRAITEMENT

DES

DÉVIATIONS DE LA COLONNE VERTÉBRALE

PAR LA MÉTHODE DE SAYRE

LYON. — IMP. PITRAT AINÉ, 4, RUE GENTIL.

DU TRAITEMENT

DES

DÉVIATIONS DE LA COLONNE VERTÉBRALE

PAR LA MÉTHODE DE SAYRE

— AUTO-SUSPENSION ET CORSET PLATRÉ —

PAR

LE DR N. COULOMB

ANCIEN INTERNE DES HOPITAUX DE LYON

Avec une planche et figures dans le texte

PARIS

ADRIEN DELAHAYE ET ÉMILE LECROSNIER, ÉDITEURS

PLACE DE L'ÉCOLE DE MÉDECINE

1881

INTRODUCTION

Lorsqu'on parcourt les auteurs qui se sont occupés, dès la plus haute antiquité, du traitement des déformations rachidiennes, on est frappé de la multiplicité des procédés employés en pareil cas ; les énumérer ici serait sortir du cadre que nous nous sommes tracé. Nous voulons seulement attirer l'attention sur un procédé préconisé ces dernières années par un chirurgien américain, de New-York, le professeur Sayre, et dont nous avons pu voir les heureux résultats entre les mains des chirurgiens de la Charité.

Depuis le jour où l'éminent professeur exposa au congrès de Manchester (1877) les résultats obtenus par lui avec son procédé, le monde chirurgical l'a vivement discuté. Bien des chirurgiens l'ont employé; les uns l'ont adopté absolument, les autres avec des réserves, d'autres l'ont rejeté. Il nous a paru intéressant de rechercher, dans toutes les publications françaises et étrangères, les appréciations diverses des chirurgiens, de les discuter en nous aidant de nombreuses observations, prises pour la plupart dans le service chirurgical de la Charité, et, enfin, de formuler des conclusions qui nous paraîtront devoir se dégager de nos observations.

Le premier chapitre traitera des déviations rachidiennes en général, de la scoliose et du mal de Pott en particulier, envisagées surtout au point de vue de leur diagnostic et de leur traitement.

Un deuxième chapitre comprendra l'historique de la méthode américaine, les objections faites par tous les chirurgiens qui l'ont employée, les modifications qu'ils y ont apportées, les résultats de leur expérience clinique.

Dans un troisième chapitre, nous exposerons en détail le *modus faciendi* adopté à la Charité; nous rechercherons sur quoi est basée la méthode, quel est son mode d'action, quels sont ses avantages, quels sont ses inconvénients.

Enfin les quatrième et cinquième chapitres contiendront nos observations, le parallèle des différentes méthodes, et se termineront par les indications et les contre-indications de de l'auto-suspension et du corset plâtré dans le traitement des déviations rachidiennes.

Ce n'est pas sans une certaine défiance de nous-même que nous osons aborder un pareil sujet, certainement au-dessus de notre jeune expérience; mais nous nous sommes inspiré des savantes leçons de notre maître M. Fochier, chirurgien en chef de la Charité ; nous y avons puisé de précieux renseignements. Son temps et ses conseils ne nous ont point été épargnés ; aussi sommes-nous heureux de pouvoir ici lui exprimer notre vive et profonde reconnaissance.

Qu'il nous soit permis aussi d'adresser nos sincères remerciements à M. le professeur-agrégé Vincent, qui, dans nos recherches bibliographiques, a bien voulu nous aider de sa connaissance approfondie des langues vivantes et nous communiquer quelques observations importantes. Merci encore à nos excellents amis et collègues d'internat, les docteurs Bl. Chapuis, Hortolès et Brizard, qui nous ont prêté l'appui de leur précieux et intelligent concours.

DU TRAITEMENT

DES

DÉVIATIONS DE LA COLONNE VERTÉBRALE

PAR LA MÉTHODE DE SAYRE

CHAPITRE PREMIER

I. — Quelques généralités sur la colonne vertébrale — Ses courbures physiologiques. — Leur mode de développement. — Ses courbures pathologiques.
II. — Courbures pathologiques du rachis, envisagées spécialement au point de vue de leur étiologie et de leur traitement.

I

La colonne vertébrale, cette carène du squelette, comme l'appelle Galien, offre normalement trois courbures antéropostérieures et une courbure latérale à concavité tournée à gauche, variables, suivant l'âge, le sexe et même suivant les races; mais ces sinuosités physiologiques de l'épine s'écartent peu de la perpendiculaire et ne nuisent en rien à l'équilibre de la colonne sur le bassin, équilibre dû à l'action de deux forces qui se neutralisent à l'état normal : d'un côté, les viscères thoraciques et abdominaux qui tendent à fléchir la colonne en avant; de l'autre, les muscles spinaux, qui s'attachent à l'arc postérieur des vertèbres et à la partie correspondante des côtes et qui tendent continuellement à ramener la colonne en arrière ; et de plus ces courbures antéro postérieures ont cet avantage qu'elles sont une condition de solidité. On sait, en effet, que de deux colonnes semblables sous tous les autres rapports, dont l'une présente des courbures alternes, tandis que l'autre est rectiligne, la première aura une résistance équivalente au carré du nombre des courbures + 1.

La connaissance du mode de développement de ces courbures, qui, quoique constantes, ne sont cependant pas originelles, n'est pas sans importance pour la compréhension du sujet qui va nous occuper.

Chez le nouveau-né, le rachis, dans la situation horizontale, représente une ligne droite ; peu à peu, une légère courbure à concavité antérieure, se manifeste par l'effet de la pesanteur, au niveau de la région dorsale ; elle est bientôt suivie de deux nouvelles courbures, dites de compensation, l'une cervicale, l'autre lombaire, et ayant leur convexité tournée en avant. Plus tard, ces courbures qui, dès les premiers temps de la naissance, n'existent qu'à l'état transitoire, c'est-à-dire pendant que l'enfant est debout, finissent par devenir permanentes, en vertu d'un mécanisme sur lequel les auteurs sont loin d'être d'accord; tandis que les frères Weber [1] pensent qu'au cou et aux lombes, la courbure dépend principalement de la forme des

[1] Weber, *Encyclopédie anatomique*, t. I, p. 9

disques intervertébraux, et au dos, de la forme en coin du corps des vertèbres. Hirschfeld [1], au contraire, affirme que jamais il n'a trouvé de différences notables entre les hauteurs des faces antérieures et postérieures des vertèbres ; ce qui paraît vrai, c'est que la principale cause des courbures physiologiques réside dans l'affermissement alternatif en avant et en arrière des disques intervertébraux, et celle de la persistance de ces courbures dans l'action des ligaments jaunes, augmentée encore par la rétraction de plus en plus prononcée des surtouts ligamenteux antérieur et postérieur, par le poids des parties supérieures et enfin par l'action musculaire [2].

Quant aux courbures physiologiques latérales du rachis, on n'en connaît pas mieux la pathogénie. Sabatier qui, le premier, a noté la courbure latérale dorsale à concavité regardant à gauche l'attribue à la présence de l'aorte descendante, et son opinion est admise plus tard par Bouvier, quoique Panas montre un exemple de transposition de l'aorte à droite, sans que la courbure latérale gauche du rachis soit changée.

Béclard pense que cette courbure est due à la prédominance du bras droit sur le bras gauche [3].

Mais cette courbure dorsale à concavité gauche qui est la plus importante coïncide toujours avec une courbure lombaire, généralement plus petite et à concavité tournée à droite. Quelle est celle de ces deux courbures qui précède l'autre ? Tandis que Pelletan [4] attribue ces inflexions

[1] Ludovic Hirschfeld, *Gazette des hôpitaux*, 1849, p. 303.
[2] Fontena, *Mémoires de l'Académie des sciences*, 1725, p. 16.
[3] *Bulletin de la Faculté de médecine*, 1813, t. III, p. 434.
[4] *Journal de Maisonnabe*, t. I, p. 372.

latérales aux attitudes des individus, tandis que Bouvier et Malgaigne[1] croient que la courbure lombaire est consécutive, un auteur anglais, Alexandre Shaw[2], pense que la courbure lombaire doit être considérée comme primitive, tandis que la courbure dorsale et l'inclinaison du bassin qui l'accompagnent seraient secondaires.

« En premier lieu, dit l'auteur anglais, les vertèbres de la région lombaire étant placées à la base de la colonne ont à supporter tout le poids des parties supérieures; en deuxième lieu, cette partie de l'épine est éminemment flexible; enfin, l'instabilité de la base de sustentation, sur laquelle appuie la dernière vertèbre, et qui n'est autre que le pelvis, fait que la dernière portion du rachis a plus de tendance à s'écarter de la perpendiculaire; la question se résout donc à chercher s'il n'existe pas une position qui imprime plus particulièrement à la portion lombaire de la colonne une inclinaison latérale. » Puis l'auteur décrit en quoi consiste l'attitude connue des peintres sous le nom caractéristique du *hancher*.

Il fait voir que cette attitude amène une courbure à convexité tournée à gauche et s'étendant de la partie inférieure de la région dorsale au sacrum, qui est bientôt suivie des courbures secondaires, dites compensatrices ou de balancement : c'est la courbure dorsale normale, qui serait donc consécutive à la courbure lombaire.

Tel serait le mécanisme des diverses courbures physiologiques du rachis : si, par suite d'une cause quelconque, les courbures, généralement peu accusées chez les individus bien constitués, s'accentuent de plus en plus

[1] *Traité d'anatomie chirurgicale*, t. II, p. 90.
[2] M. Holmes. *A system of surgery*, t. V, p. 860.

ou disparaissent pour faire place soit à des lignes droites, soit à des courbures en sens inverse, elles constituent alors de véritables difformités vertébrales ou courbures pathologiques du rachis, dont le traitement fait précisément le sujet de notre thèse inaugurale.

Les courbures pathologiques du rachis doivent être divisées en symptomatiques et idiopathiques. Parmi les premières, nous aurons surtout en vue les courbures dues au mal de Pott ; parmi les secondes, les courbures latérales ou scolioses ; puis nous rechercherons quel est, à notre avis, le meilleur traitement de ces déviations rachidiennes, si fréquentes, et dont M. Trélat a pu dire, en ce qui concerne les scolioses (*Société de chirurgie*, 14 octobre 1874), que « l'anatomie pathologique n'était pas faite et la thérapeutique flottante ».

II

Les courbures de la colonne ont été désignées par les noms anciens, tirés des écrits hippocratiques, et divisées en :

1° Cyphose ou courbure en avant ;

2° Lordose ou courbure en arrière ;

3° Scoliose ou courbure latérale, droite ou gauche.

Les inclinaisons dans des directions intermédiaires n'ont pas reçu de noms particuliers.

Nous passerons rapidement sur la cyphose et la lordose.

1° *Cyphose*. — Elle peut être symptomatique, ou d'une

carie vertébrale, ou d'une luxation, ou d'une fracture ou d'un état rhumatismal, ou être une manifestation du rachitisme, et, dans ces cas, ce sera la lésion originelle qui devra inspirer le traitement ; ou idiopathique, spontanée, et, dans ce cas, on l'observera surtout aux deux âges extrêmes de la vie, la jeunesse et la vieillesse.

Chez les adolescents, elle paraît due à un affaiblissement de la tonicité musculaire, à la faiblesse de la constitution, à la croissance rapide, à certaines actions musculaires répétées, comme on en observe souvent chez les myopes,. chez les enfants dont le travail exige une attitude penchée en avant, chez les jeunes filles qui s'adonnent aux travaux de la couture, etc.

De même, le vieillard ressemble à l'adolescent sous le rapport de la débilité musculaire. Chez lui, les mêmes causes produiront les mêmes effets, atténués, il est vrai, par la raideur articulaire ; c'est ainsi que le laboureur, toujours penché sur sa charrue, deviendra facilement cyphotique ; le militaire, au contraire, aura plutôt de la tendance à exagérer la lordose lombaire normale.

Que faire en présence d'une cyphose idiopathique ? Évidemment, il faudra d'abord combattre les causes qui ont déterminé la déviation, puis agir directement sur la cyphose pour redresser la colonne vertébrale.

On devra donc avoir recours aux modificateurs internes et externes, qui relèveront les forces et augmenteront la tonicité musculaire : l'hydrothérapie, le massage seront très utiles, surtout au début, alors que la colonne vertébrale conserve toute sa souplesse et que les os et les articulations n'ont pas encore subi d'altérations appréciables.

Plus tard il faudra soumettre le sujet à des exercices; tels que ceux qu'on pratique, dans la méthode suédoise ou kinésithérapie. On sait que cette méthode consiste à faire contracter volontairement certains muscles, pendant que la main du gymnaste, leur opposant une résistance graduée, substitue une action raisonnée à celle des antagonistes dont le jeu a cessé d'être harmonique. Il faudra, en outre, soutenir le rachis et s'opposer ainsi aux progrès de la cyphose, par l'emploi ou du lit à extension et encore d'une façon intermittente, afin de permettre au malade de se livrer à la marche, ou de corsets dont les uns sont doués d'une force élastique, comme celui de Duchenne (de Boulogne), et dont les autres sont rigides, tels que la ceinture de Bigg, de Londres, ou le corset plâtré de Sayre, dont le but est de ramener les épaules et le haut du corps en arrière, de repousser la voussure dorsale en avant, et de soutenir le poids des parties supérieures du corps.

2° *Lordose.* — Elle peut être aussi symptomatique ou idiopathique.

La première peut être consécutive à un mal de Pott (nous l'étudierons ultérieurement), à une coxalgie, à une luxation du fémur, non réduite ou congénitale, à des courbures rachitiques des membres inférieurs, à une rétraction musculaire. Dans tous les cas, on traitera l'affection dont elle est le symptôme.

Si on a affaire à une lordose paralytique, qu'a si bien étudiée Duchenne, on obtiendra les meilleurs résultats des appareils de prothèse à force élastique imaginés par cet auteur, ainsi que de l'électricité, du massage et des douches.

Quant à la lordose congénitale, qui s'accompagne le plus souvent de vices de développements partiels de la tête pour la lordose cervicale, des viscères abdominaux pour la lordose lombaire, et qui paraît être consécutive à un état pathologique embryonnaire, une hydropisie cranio-rachidienne, d'après Haller, Morgagni, Béclard, Dugès, l'art est impuissant à y apporter un remède.

La lordose idiopathique se rencontre souvent chez des personnes qui, par la nature de leur profession, sont obligées de se tenir très courbées (pour la lordose lombo-sacrée qui est très commune) ou qui sont affectées d'ascites, de grossesses répétées, de tumeurs ovariques, etc. Elle devra être combattue d'abord par l'éloignement de la cause, puis par les lits dits à extension, la gymnastique suédoise et par des appareils destinés à porter le poids des parties supérieures, telsque le corset à traction élastique de Duchenne, les ceintures de Bigg [1] ou le corset plâtré de Sayre, appliqué pendant la suspension du sujet.

3° *Scoliose.* — Avant d'aborder l'étude de la scoliose, il est une distinction capitale qu'il importe d'établir entre les différentes sortes de courbures latérales du rachis. Il existe, en effet, de simples attitudes de l'épine, qui n'ont de pathologigue que leur durée et la cause involontaire anormale qui les produit ; ces courbures temporaires, purs symptômes d'affections diverses, doivent être complètement séparées de la vraie scoliose, dont elles n'offrent aucun des caractères anatomiques ou physiologiques.

[1] Gaujot, *Arsenal de la chirurgie*, p. 580.

Quant à la scoliose congénitale, on ne l'a observée jusqu'ici que dans deux circonstances principales : 1° dans le rachitisme congénital ; 2° chez les monstres. Mais la vraie scoliose, celle qui doit nous occuper, serait constituée d'après les travaux de Bouvier et de Bouland, « même à son plus léger degré, par l'inégalité des deux moitiés latérales des éléments de la colonne vertébrale au niveau de chacune de ses courbures. Le développement de la scoliose implique donc un trouble de la nutrition, de l'acte formateur des pièces du rachis ; et les circonstances dans lesquelles la scoliose prend naissance paraissent agir, les unes en formant, les autres en déterminant directement cette anomalie de la nutrition du rachis. »

La scoliose est ordinairement composée de deux courbures latérales, l'une supérieure ou dorsale, et l'autre inférieure ou lombaire, ce qui donne au rachis une forme serpentine. Si la déviation est très avancée, il s'y joint d'habitude une troisième courbure cervico-dorsale avec inclinaison prononcée des vertèbres du cou en avant ou en arrière. C'est là une véritable courbure de compensation.

Mais le caractère fondamental de toute scoliose, c'est la torsion permanente de la colonne vertébrale sur son axe. Cette torsion[1] spiroïde du rachis se reproduit en sens inverse autant de fois qu'il y a de courbures latérales, et c'est au milieu de chacune d'elles que se produit le maximum de la torsion. Plus les inflexions latérales sont considérables, plus la rotation des vertèbres s'accentue ; par suite de cette rotation, les corps vertébraux principalement tournent autour de leur axe vertical, de

[1] *Dictionnaire de médecine et de chirurgie pratique.*

façon à se diriger du côté de la convexité de la courbure ; et, chose remarquable, qu'il est important de connaître au point de vue clinique, les apophyses épineuses et l'arc vertébral ne suivent qu'incomplètement ce mouvement de torsion de la vertèbre, de telle façon que la ligne des apophyses épineuses s'écarte du plan médian bien moins que ne le font les corps vertébraux, et qu'une scoliose légère peut avoir une ligne épineuse exactement verticale, alors que la torsion des vertèbres existe déjà.

Il est bien évident que la colonne ne peut s'incliner latéralement et surtout se contourner sur son axe sans que les côtes subissent le même mouvement d'inflexion et de rotation, qui amène naturellement des modifications dans les autres parties du squelette (voir, pour plus de développement, les auteurs classiques).

On peut diviser, d'après Bouvier, les causes de la scoliose en constitutionnelles et en mécaniques.

Causes constitutionnelles. — Le rachitisme est la cause la plus fréquente de la scoliose de la première enfance, c'est-à-dire de un à six ans ; mais c'est surtout dans la deuxième enfance, de six à treize ans, qu'on la voit se développer. Cette particularité est, sans doute, une conséquence du grand travail organique qui s'accomplit dans cette période ; le rachis devient, à ce moment, le siège d'un mouvement d'activité nutritive et d'un accroissement souvent trop rapide.

Quant à la scoliose de la vieillesse, elle est due à la faiblesse croissante des muscles, qui soutiennent mal l'épine, à la résistance et à la vitalité moindres des vertèbres, plus aisément déformées par la pression des parties supérieures.

La faiblesse de la constitution, l'hérédité, les maladies seront autant de causes qui peuvent amener la scoliose.

Parmi les causes mécaniques de la scoliose, nous citerons les lésions musculaires, le spasme et la paralysie, les pleurésies, les brides cicatricielles consécutives à des brûlures, des plaies, etc., les tumeurs situées au voisinage des vertèbres, comme les tumeurs anévrysmales, les tumeurs cancéreuses, etc., les affections douloureuses diverses, qui, sans autre nécessité que le besoin de soulagement sollicitent l'action des fléchisseurs latéraux du rachis, uniquement parce que l'attitude droite du tronc aurait pour effet d'exaspérer la douleur, telles sont, par exemple, les scolioses de compensation du mal de Pott, etc.

Voici quelle est la pathogénie de la scoliose ; plusieurs opinions ont été émises :

1° Quelques auteurs ont voulu l'attribuer à des luxations des vertèbres, au poids du cœur et du foie, au refoulement de la colonne par la crosse aortique.

2° D'autres, avec Delpech, ont accusé la croissance primitivement anormale des disques intervertébraux, leur altération primitive inflammatoire.

3° Pour Bouvier, la scoliose n'est pas l'effet d'une cause unique ; le développement physiologique des organes dépend de deux causes : 1° de la force qui est en eux, qui tient à leur organisation, et qui leur donne des dimensions et une forme déterminée ; 2° de l'influence des forces qui sont hors d'eux, forces capables de modifier leur organisation ; ainsi, par exemple, l'inégalité des deux moitiés latérales de la face est un effet constant de la rétraction du sterno-cleido-mastoïdien, quand celle-ci survient dès le jeune âge. Or, cette même désharmonie des deux moitiés de la face se rencontre chez des individus qui n'ont aucune affection musculaire, et qui doivent cette disproportion uniquement à une différence primordiale souvent héréditaire, dans l'organisation et dans la force de développement des côtés droit et gauche de cette région. D'après Bouvier, la production de la scoliose serait un fait de même nature.

4° Malgaigne pense à un relâchement des ligaments.

5° Hueter penche pour la croissance primitive anormale des côtes.

6° Pour Stromeyer, il faudrait songer à la paralysie de certains muscles, notamment du grand dentelé.

7° D'autres croient à des troubles dans l'équilibre des muscles antagonistes de la colonne.

8° Enfin la cause serait, d'après Ollier, Busch, la fixation d'une attitude vicieuse contractée par habitude, fatigue, surcharge unilatérale : rôle des cartilages de conjugaison.

D'après Busch, il existerait non une inflammation des vertèbres, mais du ramollissement, comme dans le *genu valgum*, constituant une prédisposition à la scoliose qui s'effectue sous l'action d'une surcharge unilatérale.

Contre la théorie du refoulement par la crosse, on a objecté qu'on a vu des scoliotiques, à courbure ordinaire droite, ayant transportation des viscères : de même chez les monstres.

Bouvier et Bouland ont bien trouvé, il est vrai, que les vertèbres offrent une diminution d'épaisseur, du côté de la concavité, un épaississement vers la convexité, mais Dormbluth a fait l'autopsie d'une jeune fille, où la ligne des apophyses épineuses étant droite, il y avait des torsions latentes des corps vertébraux (nous avons expliqué plus haut la cause de cette particularité) ; il les mesura et les trouva de longueur égale. Donc, l'amincissement latéral de Bouvier ne peut être accepté comme cause unique.

Quant au relâchement des ligaments de Malgaigne, il est bien plutôt consécutif.

Hueter a fait comme Dormbluth des autopsies où il n'y avait pas d'altérations des vertèbres. Il pensa d'abord que les côtes bridées entre le sternum et la colonne amenaient la torsion par les progrès de leur développement ; il a, du reste, abandonné cette idée.

Le trouble de l'équilibre des muscles antagonistes par paralysie, contracture, est la théorie française. Aussi a-t-elle eu pour résultat de très nombreuses sections musculaires, que l'on admît le spasme ou la paralysie. Delpech, Stromayer, Diffenbach font leurs sections à ciel ouvert. J. Guérin les faisait sous-cutanées, Duchenne a soutenu cette théorie, qui est cependant fausse et dangereuse dans ses applications.

Verneuil a décrit, sous le nom de scoliose rénale, une inclinaison latérale de la colonne, tenant à un état inflammatoire des reins, à une néphrite ; le malade se dévie, par suite de la gêne douloureuse perçue dans la région des reins.

Aujourd'hui, on accepte, en général, l'influence de l'attitude vicieuse, amenant une surcharge unilatérale. Cette attitude vicieuse est fixée par trois éléments.

1° Les transformations musculaires ;

2° Les ligaments ;

3° Dans les cas les plus fréquents, la fixation a eu lieu

par l'altération des vertèbres elles-mêmes. Le cartilage de conjugaison vertébral est gêné dans son évolution et s'atrophie du côté de la concavité où la pression est plus grande; l'autre moitié, au contraire, ayant la pression diminuée, s'hypertrophie. Telle est, rapidement résumée, la pathogénie de la scoliose. Voyons maintenant quelles sont les affections avec lesquelles on peut la confondre, quel est son pronostic, et quels sont les moyens, que possède actuellement la thérapeutique chirurgicale pour la combattre.

Bouvier divise la scoliose en trois périodes.

1° Période latente ;

2° Période de déviation confirmée ;

3° Période de gibbosité.

Dans la première, la ligne des apophyses épineuses est à peine déviée : ce qui attire l'attention, c'est l'existence de deux voussures légères, l'une au dos située habituellement à droite ; l'autre, aux lombes, placée ordinairement à gauche. La première a pour effet habituel de relever l'épaule droite, de telle sorte que l'épaule gauche paraît aplatie. Les deux ont pour conséquence de rétrécir les gouttières vertébrales, en sorte que les muscles qui y sont logés forment une saillie qui correspond sur le côté opposé du dos et des lombes à un méplat. La clavicule gauche, à son extrémité sternale, est ordinairement plus saillante que la droite.

Dans la deuxième période, le signe caractéristique est la courbure sigmoïde du rachis, qu'on peut suivre de l'œil et du doigt.

Quant à la troisième période, elle commencerait, d'après Bouvier, au moment où la courbure dorsale, devenant prédominante, entraîne le corps à droite et fait pencher sa partie inférieure dans ce sens. Il en résulte un changement complet dans la conformation des deux côtés du torse. Ainsi le relief du flanc gauche disparaît et est remplacé par une concavité qui rend la hanche gauche saillante, tandis qu'à droite le flanc se relève et la hanche s'efface. La gibbosité apparaît formée aux dépens d'une grande partie du thorax. Comme le dit finement Bouvier, « jusque-là, le sujet pouvait passer pour avoir seulement une épaule forte; il ne peut plus échapper désormais à la qualification de bossu. »

La distorsion rachitique de la colonne se distinguera de la scoliose spontanée par ce fait que le rachitisme est une affection qui se montre chez les enfants de trois à cinq ans, tandis que la scoliose idiopathique ne se développe guère qu'entre dix et quinze ans. La scoliose paraît affecter plutôt le sexe féminin et est une affection localisée ; le rachitisme, au contraire, ne limite pas une action au rachis en général, il déforme les os des membres et ceux du bassin.

La scoliose est elle curable, ou, plutôt, dans quelle mesure l'intervention de l'art est-elle utile ou nécessaire dans la scoliose ?

Naturellement, le pronostic se déduira de l'âge, de la constitution du sujet, de la cause qui a produit la déviation, de son ancienneté, de son degré, de l'état anatomique présumable des éléments du rachis, de la gêne des principales fonctions de l'organisme.

Jusqu'ici, aucune autopsie n'a montré que les moyens de l'art aient restitué la conformation normale aux vertèbres, ni aux côtes inégalement courbées à leur niveau.

En résulte-t-il, dit Bouvier, qu'on ne doive pas chercher un moyen? Non, évidemment, et nous espérons faire voir que la méthode américaïne a déjà donné d'excellents résultats. En effet, toute scoliose se compose de deux éléments, la déformation et la flexion; or, si la déformation est peu accessible à nos moyens chirurgicaux, il n'en est pas de même de la flexion, et c'est précisément l'étude comparative de ces deux éléments, qui permet de porter un pronostic juste.

Que faudra-t-il donc faire en présence d'une déviation latérale de l'épine? En d'autres termes, quelle est l'hygiène des bossus? Quelles sont les indications dans une affection qui, abandonnée à elle-même, ne guérit jamais?

1° Il faudra, d'après Bouvier, ramener les vertèbres à une situation qui se rapproche le plus possible de leur position normale.

2° Il faudra s'arranger pour qu'elles conservent cette situation, sans secours étranger, autant que possible, par le seul effet de la constitution du rachis et par l'action des muscles qui le supportent et qui le meuvent. Cette dernière condition ne peut être remplie sans une parfaite intégrité des organes et de leurs fonctions; il faudra donc mettre en première ligne le traitement général qui, dans toutes les déviations rachidiennes, de quelque nature qu'elles soient, doit jouer un si grand rôle.

Quant aux moyens locaux, leur but doit être: 1° de soulager la colonne du poids du corps; 2° de fortifier les muscles et les ligaments. Le décubitus horizontal, non continu, mais répété plusieurs fois par jour et un corset de coutil garni d'un nombre suffisant de baleines, ou le corset à tractions élastiques de Duchenne, pendant la station verticale ou assise, rempliront la première indication.

La gymnastique, les douches froides, le séjour à la campagne, ou à certaines eaux minérales toniques ou excitantes (salines, sulfureuses, ferrugineuses, arsénicales et les bains de mer) rempliront la deuxième; enfin, si l'on remarque que certains muscles spéciaux sont réellement affaiblis ou paralysés, on devra y appliquer les courants électriques continus ou interrompus.

C'est là le traitement palliatif d'une scoliose à son début ; mais la question devient plus difficile quand il s'agit d'une scoliose avancée, du deuxième ou du troisième degré ; c'est ainsi que, suivant les théories adoptées, on a pratiqué la myotomie, la gymnastique savante, suédoise, le décubitus horizontal, les ceintures orthopédiques. Malheureusement, les résultats thérapeutiques ne justifient pas les espérances qu'on avait pu concevoir.

Ainsi le décubitus horizontal, conseillé pour la première fois par Duverney [1], et qui est devenu l'origine des lits dits orthopédiques, a bien pour effet incontestable de redresser les déviations latérales du rachis ou, du moins, d'en atténuer notablement le degré, lorsque la déviation est de date récente ; mais, plus tard, à mesure que les parties molles se rétractent, que les os se déforment, le résultat devient plus douteux ; et cependant ce moyen a donné entre les mains de plusieurs chirurgiens, et entre autres M. Pravaz, de Lyon, qui a imaginé un lit orthopédique [2], d'excellents résultats qu'on ne peut contester ; mais il est évident que cette méthode de

[1] *Maladie des os*, t. II, p. 127, 1751.
[2] *Bulletin de la Société de chirurgie*, 1875, p. 295.

traitement ne saurait être continuée pendant longtemps, sans de réels inconvénients pour l'état général du malade.

Quant aux corsets employés jusqu'ici, quel est leur rôle? C'est de servir de tuteurs pendant la station debout, d'atténuer la déviation ou au moins de s'opposer à sa progression. Bien plus, on a cherché à agir directement sur la courbure sigmoïde du rachis, et même sur sa torsion suivant l'axe, au moyen de pelotes, courroies, bandes élastiques, ressorts métalliques ; et à ce sujet, Panas[1] conclut : « Les appareils à pressions latérales continues paraissent ne pas avoir réalisé toutes les espérances qu'on avait fondées sur eux au premier abord. Malgré cela, à défaut de mieux, il faut en conseiller l'usage ; car mieux vaut, pendant la station et la marche, avoir un appareil tuteur qui agit imparfaitement que de ne pas en avoir du tout. » Mais, depuis quelques années, l'attention du monde chirurgical a été éveillée par les publications du professeur Sayre, de New-York, qui recommande l'usage de l'auto-suspension et du corset plâtré dans les scolioses ; c'est l'examen de cette nouvelle méthode que nous ferons ultérieurement.

Nous venons d'étudier, aussi succinctement que possible, les déviation rachidiennes idiopathiques et en pari ticulier la scoliose; mais on peut dire qu'il y a deux grandes classes de bossus : les bossus par suite de scoliose, et les bossus par suite de mal de Pott; c'est cette dernière classe qu'il nous reste à examiner. Nous allons donc faire dans ce paragraphe l'étude rapide du mal de Pott, envisagé surtout au point de vue de la gibbosité

[1] *Dictionnaire de médecine et de chirurgie pratique.*

et de son diagnostic différentiel; puis, nous nous poserons la question suivante: En face d'une déviation rachidienne, de quelque nature qu'elle soit, quelle conduite tenir? Et cette question nous amènera tout naturellement à discuter la méthode américaine, et à en préciser, d'après nos observations et celles que nous avons pu recueillir en France et à l'étranger, les indications et les contre-indications.

MAL DE POTT

Le mal de Pott est caractérisé par une ostéite raréfiante, de nature discutable, qui amène l'affaissement du corps des vertèbres la plupart du temps.

Son diagnostic est, en général, facile, dans la plupart des cas, et cependant, si nous en croyons l'autorité de Holmes, Giraldès, Bouvier et M. Fochier, nous serons obligé de reconnaître qu'on a quelquefois donné la dénomination de mal de Pott à des affections du rachis beaucoup moins dangereuses, qui guérissent dans un espace de temps relativement court, avec un traitement quelconque. Tels sont, par exemple, les abcès qui viennent se former accidentellement au voisinage de la colonne vertébrale et qui ne dépendent pas d'une altération osseuse des vertèbres, le relâchement simple de la colonne vertébrale qui produit si souvent chez les enfants le dos voûté, etc.; il est donc important de donner ici brièvement les symptômes pathognomoniques du mal de Pott, en particulier chez les enfants et les adolescents, symptomatologie un peu écourtée dans les auteurs classiques.

De cette façon, croyons-nous, notre appréciation de la méthode américaine sera le résultat d'un examen plus scrupuleux des faits, d'une analyse plus sévère, d'une invariable et calme impartialité.

Dans une première période, que Bouvier appelle latente, le mal de Pott n'a aucun signe pathognomonique ; rien, si ce n'est quelques troubles fonctionnels, peu graves, ne vient révéler une lésion profonde du système osseux vertébral.

Dans une deuxième période, alors que le mal de Pott est confirmé, trois éléments le caractérisent :

1° L'élément déformation;

2° L'élément douleur ;

3° L'élément abcès.

Mais ces trois symptômes caractéristiques ne sont pas constants : l'un des trois peut exister seul. C'est ainsi qu'une gibbosité ou un abcès, avec ou sans déformation du rachis, ou même seulement quelques accidents médullaires, peuvent séparément être l'expression d'un mal vertébral.

I. — ÉTUDE DE L'ÉLÉMENT DÉFORMATION

Le mal de Pott est capable de développer trois sortes de déviations :

1° Déformations dues à l'affaissement des vertèbres;

2° Déformations dues à des contractures réflexes ;

3° Déformations par compensation.

A. Déformations dues a l'affaissement des vertèbres. — On peut distinguer trois types différents :

α) Dans un premier type, il y a une apophyse épineuse saillante au milieu d'une colonne vertébrale droite ; ce sont ces cas, où les anciens croyaient qu'il y avait une luxation isolée d'une vertèbre. Cette forme n'est pas très rare ; elle est due à une courbure angulaire, corrigée immédiatement au-dessus et au-dessous par des courbures de compensation en sens inverses ; c'est une forme dont le pronostic est, en général, bénin, parce que c'est précisément quand le processus morbide s'arrête, que les lésions de compensation s'établissent. *Donc la localisation de l'affection* sera évidente par le fait de la saillie d'une seule apophyse épineuse.

β) Dans un deuxième type, la saillie angulaire faite par l'apophyse épineuse est continue en ligne droite avec les vertèbres sus et sous-jacentes ; c'est là un type analogue au précédent avec la compensation en moins, c'est-à-dire où la lésion ne s'est pas encore arrêtée. Le pronostic en sera donc plus grave.

γ) S'il y a deux ou plusieurs vertèbres de prises, la déformation revêt un troisième type qui pourra présenter trois formes : une première forme où la gibbosité a un type à petite courbure, un, deux, trois, quatre apophyses faisant saillie et étant disposées comme les rayons d'une roue, de telle sorte que la ligne circulaire qui unirait les extrémités des apophyses épineuses décrit une circonférence régulière d'un petit rayon ; une deuxième forme, où une seule apophyse épineuse fait saillie au milieu d'une circonférence formée par la ligne qui joindrait les extrémités des autres apophyses épineuses, et une troisième forme, où plusieurs apophyses épineuses font saillie sur la même ligne circulaire. Tels sont les trois types de déformations, par affaissement des vertèbres. Mais il ne faut pas oublier un point important, c'est qu'il peut y avoir des déformations par contracture sympathique, avant qu'il y ait la moindre déformation par affaissement des vertèbres. On comprend facilement combien la connaissance de ces déformations sympathiques aidera au diagnostic du mal de Pott, avant l'apparition de la gibbosité ; ce sont ces déformations par contracture réflexe dont nous allons nous occuper dans le paragraphe qui suit.

Les trois types précédents de déformations ne se rencontrent que dans le mal de Pott ; il n'existe pas d'autres affections chroniques du rachis où l'on observe des saillies aussi nettes des apophyses épineuses. Cependant, dans le rachitisme, vers la deuxième ou la troisième année, on voit quelquefois[1] une courbure semblable à notre troisième type, due à la faiblesse musculaire et à l'affaissement correspondant de trois, quatre et quelquefois cinq et six vertèbres ; mais on fera disparaître cette courbure en mettant le malade à plat ventre sur les genoux. Par une extension légère, on voit se rétablir immédiatement cette ligne régulière qui forme le dos de l'enfant (on sait, en effet, que l'enfant a un rachis sans courbure) ; de plus, dans le mal de Pott, il existe un point de la colonne vertébrale plus sensible que les autres. Dans le rachitisme, on n'observe rien de semblable.

De même, à un degré plus avancé du rachitisme, c'est-à-dire à la période où les déformations rachidiennes ont porté sur les cartilages intercostaux et pas encore sur les os, comme l'ont démontré des autopsies nombreuses, on

[1] Léon Tripier. Article rachitisme, *Dictionnaire des sciences médicales.*

peut observer une cyphose permanente ; mais on doit se souvenir que la bosse rachitique est latérale, arrondie, à courbure régulière, très rarement isolée ; il existera quelques traces des lésions rachitiques du côté des membres, du thorax, de la tête. La gibbosité du mal de Pott, au contraire, est toujours médiane, auguleuse le plus souvent ; ou bien, si elle est arrondie, elle ne porte que sur quelques vertèbres et n'embrasse pas toute une région.

A côté de ces déformations dues au rachitisme, il faut placer la cyphose des adolescents, cyphose juvénile. On voit surtout, pendant la période de l'adolescence, la colonne dorsale prendre une attitude inclinée en avant. Les jeunes filles surtout prennent cette attitude, qui leur donne une allure modeste et réservée, le cou étant abaissé entre les épaules ; c'est là une déviation fréquente, source de bien des erreurs. Mais en examinant plus attentivement le sujet, on voit qu'on a affaire à une courbure d'un grand rayon, ne s'accompagnant jamais de courbures de compènsation. Dans le mal de Pott, au contraire, la cyphose se continue toujours par une courbure en sens inverse.

B. Déformation par contracture réflexe. — Nous répétons que ces déformations peuvent précéder la déformation par affaissement des vertèbres. Ces déformations peuvent se faire soit par α) contracture symétrique des muscles intrinsèques de la colonne et agiront alors dans le même sens que les déformations dues à un affaissement des vertèbres ; mais en atteignant les vertèbres sus et sous-jacentes au siège même du mal vertébral, elles exagèreront souvent la courbure due au mal de Pott, soit par β) contracture asymétrique des muscles intrinsèques et surtout des muscles extrinsèques de la colonne *(scolioses symptomatiques);* les courbures par contracture offrent ceci de particulier qu'à mesure qu'au-dessus et au-dessous de la lésion elles se rapprochent de la direction de la gibbosité, c'est-à-dire qu'elles disparaissent pour faire place à des courbures de compensation, elles indiquent que la guérison approche. M. Fochier considère ce point comme important pour le pronostic.

Scolioses symptomatiques. — Il est assez fréquent de rencontrer des scolioses, comme signes précurseurs du mal de Pott. Il ne faudra pas oublier que le caractère de ces scolioses symptomatiques est d'être imparfaitement compensées. Dans les scolioses idiopathiques, au contraire, on voit toujours se développer des déviations, absolument, exactement compensatrices. Pour le mal de Pott dorsal inférieur, tous les auteurs pensent que c'est la contracture du muscle carré des lombes qui amène les scolioses qu'on observe toujours à sa suite.

C. Déformation par compensation. — Elles présentent deux types.

α) *Exagération d'une courbure normale.*

β) *Redressement d'une courbure normale, et même transformation d'une concavité en convexité et réciproquement.*

On voit, dès que l'enfant continue à marcher, avec un mal de Pott, une courbure de compensation se former : ainsi la lordose de la partie dorsale de la colonne vertébrale est pathognomonique d'un mal de Pott dorsal. Il ne faudra pas oublier que si la courbure due au mal de Pott embrasse une grande étendue (ce qui est rare), la compensation se fera plus loin du siège même de la lésion, dans les régions cervicale et dorsale.

A côté de cette déformation par redressement de la cyphose dorsale normale, qui est la principale, il y en a une autre moins fréquente, mais tout aussi importante à connaître, c'est l'exagération de la lordose lombaire normale et l'avancement du ventre consécutif.

Ces courbures de compensation ont quelquefois cet avantage de cacher, si elles sont exagérées, des bossus aux yeux du public.

Enfin, nous terminerons l'étude des déformations par compensation, en faisant observer qu'un mal de Pott cervical inférieur ou dorsal supérieur se caractérise par la position de la tête qui regarde en l'air dans une attitude immobile, raide.

II. — TROUBLES NERVEUX

Les troubles nerveux qui précèdent accompagnent ou suivent l'apparition de la gibbosité, au moins dans un assez grand nombre de cas, portent à la fois sur la sensibilité et sur la motilité.

Les douleurs locales sont généralement peu intenses. Le plus souvent, elles sont marquées par des pseudo-névralgies. On peut provoquer l'apparition des douleurs, soit en soulevant le sujet par les épaules, soit en percutant légèrement les apophyses épineuses. Ces douleurs s'irradient en général sur le trajet connu des nerfs; le plus souvent, ce sont des douleurs en ceinture. D'abord intermittentes, ces douleurs deviennent persistantes et ont été comparées par Nélaton à la constriction produite par un étau, à un coup de fouet, à une brûlure; quelquefois elles s'accompagnent d'éruptions vésiculaires, de zona, ce qui indique bien leur origine inflammatoire, d'après Michaud. Ces douleurs ont été notées 94/100, d'après Lee, contrairement aux douleurs dites fulgurantes des affections médullaires, qui sont très rares dans le mal de Pott.

Elles s'irradient, en général, autour de l'ombilic, vers l'épigastre, dans les espaces intercostaux.

Habituellement, ces douleurs névralgiques disparaissent ou s'amendent quand la lésion est arrivée à sa période d'état ; mais c'est alors que se montrent les accidents dus à la compression médullaire, qui, d'ordinaire, affecte une marche lente. Les malades accusent alors des fourmillements dans les membres inférieurs; quelquefois, il existe des zones hyperesthésiées ; d'autres fois, la sensibilité cutanée est émoussée, la résistance du sol est mal sentie ; ce qui, joint à la parésie, entraîne une démarche assez spéciale, signalée depuis longtemps et bien décrite par Boyer.

Jamais la sensibilité n'est entièrement abolie, à moins que la moelle ne soit interrompue : ce qui est rare, en en effet. On a noté quelquefois un retard dans la trans mission des sensations.

Quant aux troubles de la motilité, ils sont presque toujours plus accusés que les altérations de la sensibilité et se caractérisent par de la faiblesse des membres inférieurs, faiblesse qui augmente peu à peu, et peut arriver à la paralysie complète.

III. — ABCÈS

Les abcès par congestion forment, avons-nous dit, le troisième élément caractéristique du mal vertébral.

D'une façon générale, il faut savoir que les abcès dus au mal de Pott peuvent manquer aussi souvent que les courbures où les douleurs ou bien exister sans courbures ni douleurs antérieures. D'une manière générale aussi, les lames aponévrotiques de la région, l'influence de la pesanteur, les pressions extérieures, celles des muscles déterminent la direction du pus ; on n'a qu'à réfléchir, au défaut de résistance des tissus, autour des vaisseaux, des nerfs, et on saura d'avance où doivent se trouver ces abcès. Toutefois, il ne faut pas oublier que la pathologie ne se soumet pas servilement à l'anatomie, et que quelquefois un abcès perçant une aponévrose qui semblait devoir lui opposer une barrière infranchissable vient siéger dans un endroit que l'anatomie ne prévoyait pas.

Nous citerons parmi ces abcès les abcès ilio-fémoraux, ischio-fémoraux, ilio-abdominaux, les abcès de la région postérieure du tronc, les abcès thoraciques, les abcès cervicaux antérolatéraux et les abcès dorsocervicaux antérieurs.

Il sera, en général, facile de différencier ces abcès par congestion des abcès phlegmoneux, froids, ganglionnaires, ou d'autres maladies, telles que, hernies, anévrysmes, tumeurs profondément situées de la fosse iliatique, en s'aidant des autres symptômes du mal de Pott.

Telles sont les quelques explications dans lesquelles il nous a paru utile d'entrer à propos des trois éléments caractéristiques du mal vertébral. Nous devons ajouter qu'en clinique, il est rare de trouver les types isolés de déformations que nous avons décrits. Le plus souvent, au contraire, on trouve des combinaisons variées de ces types, qui défient toute classification.

Quel est le pronostic du mal vertébral ? Pott déclarait qu'il avait réussi à guérir un mal réputé incurable, et cela, par l'application de cautères le long de la colonne vertébrale ; d'autres chirurgiens, plus sages, ont vu que souvent le mal de Pott guérissait, d'autres fois évoluait fatalement. Ce qui est certain, c'est que souvent le mal vertébral passe inaperçu. Quelques douleurs vertébrales, plus ou moins violentes, éveillent à peine l'attention du chirurgien, et c'est tout. Le mal évolue et guérit en dehors de toute intervention, comme on en a cité des exemples.

De quoi meurent, le plus souvent, les enfants atteints du mal de Pott ? Il faut distinguer deux cas :

1° L'enfant est dans un milieu sain, non infecté, à la campagne ; il mourra alors le plus souvent d'une méningite tuberculeuse, de tuberculisation, comme dans la coxalgie suppurée, etc. En un mot, il succombera avec toutes les marques d'une constitution profondément atteinte plutôt que de son mal local.

2° L'enfant est à l'hôpital. Ici la scène change. Il mourra bien de son mal de Pott, la plupart du temps : un abcès existe, il s'ouvre ou est ouvert par la main du chirurgien ; tout d'un coup, la suppuration devient fétide, des douleurs atroces se réveillent, et, en huit ou quinze jours, l'enfant succombe avec tous les symptômes de la septicémie.

Il est assez rare de voir les enfants mourir d'une paraplégie compliquée d'eschares, contrairement à ce qui arrive chez les adultes. Donc le pronostic du mal de Pott, chez les enfants, est moins sombre qu'on ne le croit en général, et on ne devra pas trop se hâter d'attribuer à un traitement, pour si bon qu'il puisse être, la guérison d'une lésion, qui quelquefois guérit d'elle-même. Que de fois n'a-t-on pas vu, en effet, un abcès se montrer en divers endroits du corps et se résorber spontanément, ou du moins se transformer en un magma épais, graisseux, analogue à du mastic? Michaud cite même des paraplégies consécutives à des maux de Pott, guéries définitivement.

Peut-on et doit-on songer à diminuer la déformation du mal de Pott?

Non, il faut renoncer à guérir la déformation qui tient à la disparition des corps vertébraux. Mais nous avons dit, en y insistant, qu'au-dessus et au-dessous du siége de la lésion, il existait des déformations dues à des contractures réflexes ; ce sont ces déformations qu'on peut guérir, qu'on doit chercher à redresser ; mais à une condition, c'est de les remplacer par un agent qui protège comme elle les points douloureux du mal de Pott, et pour cela on doit envisager le traitement à deux points de vue :

1° Reporter le poids de la colonne vertébrale sur des parties sus-jacentes au corps, comme un corset, par exemple.

2° Mettre le rachis dans des conditions d'immobilisation.

La question est de savoir quelle est la méthode qui répond, mieux que toutes les autres, à ces deux indications.

Dans l'appréciation d'une méthode nouvelle de traitement, on doit tenir grand compte de la marche naturelle de la maladie qu'il s'agit de combattre. Ainsi le mal de Pott n'est nullement comparable à ces ostéites profondes des adultes. On le voit souvent guérir, soit spontanément, soit par un traitement hygiénique, simple, aidé de toniques généraux : en particulier, l'huile de foie de morue.

Le traitement local du mal de Pott doit consister à limiter l'extension du mal aux vertèbres voisins. Or, on sait que l'immobilisation locale est le véritable moyen de traitement pour arrêter l'extension de l'ostéite aux os voisins ; telle, en particulier, chez les enfants l'ostéite du calcanéum, celle du cuboïde, qui, avec l'immobilisation, restent parfaitement localisées à leur point de départ.

On a eu la prétention de guérir le mal vertébral chez les enfants, avec des révulsifs. M. Fochier croit, au contraire, que jamais on n'a vu chez les enfants les révulsifs agir d'une façon absolue, complète, sur une lésion profonde ; tout au plus, chez les adultes, peut-on dire que les cautères ont produit quelques résultats. Les révulsifs légers, peuvent agir à la façon de vésicatoires volants contre l'élément douleur dû le plus souvent à l'inflammation du nerf, à une pachyméningite.

Que faire en face des déformations? Nous avons dit qu'elles étaient de trois sortes :

Déformation par gibbosité ;
— *par compensation;*
— *de nature réflexe.*

Contre les déformations par compensation, il ne faut rien tenter, puisqu'elles sont très utiles. Contre la déformation par affaissement, c'est-à-dire contre la gibbosité elle-même, on a voulu essayer le redressement, et on a eu à déplorer de nombreux accidents ; il faut donc bien se garder de remédier à ces déformations. On a, en effet, affaire à des os ramollis, qui n'ont aucune tendance à faire des stalactites, à une ostéite carieuse, raréfiante de nature tuberculeuse ou autre, à laquelle la prudence la plus élémentaire ordonne de ne pas toucher.

La déformation spasmodique est la seule contre laquelle il faut lutter; elle est donc une indication de l'immobilisation.

Quant aux paralysies du mal de Pott, il faut savoir qu'elles sont de deux sortes : les pseudo-paraplégies, dans lesquelles, lorsque l'enfant est au repos, les réflexes ne sont pas augmentés et qui guérissent facilement, et les paraplégies vraies, dues à une pachyméningite bien plus qu'à la compression du nerf, dans lesquelles les réflexes sont exagérés et qui guérissent plus difficilement. Dans ces cas, les révulsifs, les pointes de feu peuvent rendre quelques services.

Le traitement des abcès du mal de Pott mériterait de nous arrêter longuement; mais ce serait sortir de notre cadre, et nous préférons renvoyer ceux que cette question intéresse à la thèse de notre ancien collègue d'internat, le docteur Brottet, de Vienne (1880).

En résumé, l'immobilisation reste le seul véritable traitement chirurgical du mal de Pott. Jusqu'à ces dernières années, on la demandait à la gouttière de Bonnet et à différents appareils orthopédiques, lorsqu'en 1877, au Congrès de Manchester, le professeur américain Sayre exposa sa méthode d'immobilisation du thorax par l'autosuspension et le corset plâtré. Cette méthode nouvelle a soulevé bien des discussions au sein de toutes les sociétés savantes. Elle a eu ses admirateurs et ses détracteurs. C'est à l'examen de ces discussions que nous allons consacrer le chapitre suivant de ce mémoire; puis nous donnerons en détail le manuel opératoire de la méthode; nous recher cherons quel est son mode d'action, sur quoi elle est basée, et enfin, nous appuyant sur les observations que nous avons pu recueillir, sur l'opinion des chirurgiens français et étrangers, nous tâcherons de préciser sans aucun parti pris les indications et les contre-indications de la méthode américaine dans le traitement des déviations rachidiennes.

CHAPITRE II

Historique. — Opinion des auteurs. — Modifications qu'ils ont apportées à la méthode américaine. — Conclusion des auteurs français et étrangers. — Observations des fractures de la colonne vertébrale, traitées par le corset plâtré. — Généralisation de l'emploi du plâtre pour la confection des appareils inamovibles. — Ouvrages du professeur Sayre.

Jusqu'à la fin de l'année 1874, le professeur Sayre enveloppait la colonne de ses malades atteints de lésions rachidiennes dans une gouttière de plâtre, fermée en avant par des bandes élastiques.

Au mois de novembre 1874, il eut l'occasion de traiter un enfant qui souffrait d'un mal de Pott, au niveau des trois dernières dorsales ; et comme les parents du malade, pauvres, dénués de ressources, ne pouvaient s'offrir un appareil compliqué, Sayre eut l'idée de faire suspendre l'enfant et d'envelopper son thorax de bandes saturées de plâtre ; quel ne fut pas son étonnement, en voyant son malade, qui était atteint de paralysie partielle du rectum et d'une jambe, se mettre à marcher et à respirer plus facilement. Depuis lors, le professeur Sayre n'employa plus que le corset plâtré dans le traitement du mal de Pott, et les membres du Congrès de Manchester, en 1877, appuyèrent vivement sa manière de faire.

Mais nous devons dire que la suspension, dans le traitement des déviations rachidiennes, datait d'au moins deux cents ans. C'est Glisson qui, en 1650 [1], eut le premier l'idée de la suspension, avec le collier de Nück ; en France, Levacher, vers la même époque, employa aussi ce mode de traitement ; enfin on trouve dans l'ouvrage de Hirsch [2], écrit en 1845, une description complète de l'appareil de Sayre avec planches et mode d'emploi.

On peut lire aussi dans l'ouvrage de Delpech [3] : « Le malade est placé nu-pieds, sous le centre d'un portique gradué, auquel est fixée une petite moufle. La tête est saisie par le casque à extension ; on soulève le poids du corps par la moufle, l'épine se redresse, ses courbures s'effacent en partie, quelquefois même en entier, etc. ; » le seul mérite, et il est certainement considérable, du professeur américain, est donc d'avoir associé l'ancienne méthode de Glisson à l'immobilisation employée de nos jours, l'escarpolette anglaise au corset plâtré.

Sayre exposa son procédé dans un livre paru à Londres en 1877 [4], dont on peut lire un excellent résumé dans les *Archives de médecine* (avril 1878), fait par S. Duplay, et où l'auteur s'exprime ainsi : « La question du traitement du mal de Pott et de la scoliose est toujours à l'étude.

1 *De rachitide.*
2 *Die orthopedie,* Prague, 1845.
3 *Orthomorphie,* t. II, p. 48.
4 *Spinal disease and spinal curvature,* London, Smith, Elden and C°, 1877

« Le traitement de la scoliose est celui qui laisse le moins à désirer ; on reconnaît l'heureuse influence des moyens hygiéniques, des exercices gymnastiques, de l'hydrothérapie. Les appareils destinés à redresser la courbure latérale du rachis sont également plus simples, mais ils sont coûteux, exigent une surveillance presque constante, et, ce qui est plus grave, la plupart du temps, n'ont qu'une action très indirecte sur le rachis, parce que cette action s'exerce par l'intermédiaire d'une des épaules, qui peut se relever considérablement, sans que la courbure du rachis soit en rien modifiée. Ici donc, il s'agit de trouver un appareil simple et peu coûteux, permettant de maintenir rigoureusement la réduction obtenue par diverses manœuvres.

« Pour le mal de Pott, tous les chirurgiens sont bien d'avis que la première condition c'est d'immobiliser le rachis et de prévenir la pression réciproque des corps vertébraux. Mais les avis sont partagés sur le meilleur mode de réalisation de cette indication. Les uns préfèrent la gouttière Bonnet; les autres, préoccupés de l'hygiène, immobilisent le rachis, à l'aide d'appareils, plus ou moins compliqués, dispendieux, prenant leur point d'appui sur le bassin, et prétendent soutenir la colonne vertébrale en agissant sur les épaules ; mais, ajoute Duplay, si l'on songe à l'extrême mobilité des épaules, on voit que l'immobilisation du rachis est illusoire; aussi voit-on souvent, malgré des appareils orthopédiques bien faits, la maladie progresser et la gibbosité augmenter considérablement. »

Cependant Duplay se prononce pour cette deuxième méthode, à cause des avantages de la vie en plein air, à la condition toutefois d'avoir le moyen de soutenir et d'immobiliser convenablement le rachis, et dans ce sens, Duplay pense que Sayre semble avoir réalisé un progrès, quoique Sayre reconnaisse lui-même que lorsque la courbure rachidienne est très accusée et s'accompagne de courbure des côtes dans la scoliose, sa méthode ne procure pas la guérison ; d'ailleurs, dans ces cas, tout autre mode de traitement reste également impuissant à corriger la difformité.

Cette méthode, d'après Duplay, outre qu'elle semble remplir exactement les indications thérapeutiques, a l'avantage incontestable de pouvoir être mise en pratique par le chirurgien lui-même, où qu'il se trouve, et supprime l'intervention du fabricant d'intruments.

En 1878, au mois de juin, Puel, dans sa thèse d'agrégation, sur le traitement du mal vertébral, examine les diverses méthodes auxquelles on a recours : 1° la méthode révulsive; 2° celle de l'immobilisation; mais cette dernière, suivie jusqu'au bout par Delpech et Martin n'est appliquée qu'à demi par Boyer, Nélaton et Bouvier. Dans une discussion provoquée à la Société de chirurgie en 1858, par une communication de Gillebert (d'Hercourt), M. le professeur Gosselin chercha à poser des règles fixes pour l'emploi de l'immobilisation dans le traitement du mal de Pott, et cela, en se basant sur la période à laquelle était arrivée l'affection.

En novembre 1877, M. le professeur Trélat, faisait à la Société de chirurgie de Paris, une communication intéressante au sujet d'une enfant de huit ans, atteinte du mal de Pott avec gibbosité et probabilité d'abcès par congestion. MM. Verneuil, Sée, Marjolin, étaient d'accord pour conseiller d'une manière absolue, l'immobilisation par les appareils, et ils se basaient sur ce fait qu'il ne fallait pas abandonner pour la cure du mal vertébral un mode de traitement qui donnait de si bons résultats dans les affections analogues des autres jointures. C'est aussi à l'emploi des appareils, que concluait M. Lannelongue mais pour d'autres raisons qui expliquent, à notre sens, le mode d'action de la méthode américaine. Lannelongue fit remarquer le déplacement des centres de mouvements dans la colonne vertébrale, l'immobilité de la région affectée assurée par la contracture musculaire, et Puel ajoute : « Ces considérations physiologiques, basées sur l'expérience, l'observation directe, confirmées par ce que nous savons de la pathologie articulaire dans ses rapports avec l'appareil musculaire, qui en dépend, transforment la méthode d'immobilisation en méthode de soutènement, rendent son application compatible avec la vie au grand air, et font taire, en un mot, les objections qui lui ont été adressées.

Les appareils, dit Lannelongue[1], doivent être appliqués de telle sorte qu'ils recueillent la charge du poids des parties placées au-dessus de la déviation, et la transmettent à la colonne vertébrale située au-dessous, et, à son défaut, au bassin, qui la communiquera aux membres inférieurs.

Beaucoup d'appareils orthopédiques ont été proposés (voir l'*Arsenal de Chirurgie* de Gaujot) ; les plus connus sont les corsets orthorachidiques de Nélaton, Taylor, Bonnet, etc. ; d'autres, dits modelés, et, en particulier, celui de Mathieu, rendent quelquefois des services, quoi-

[1] *Société de chirurgie de Paris*, séance du 28 novembre 1877.

qu'on puisse leur reprocher d'une façon générale d'immobiliser incomplètement le rachis.

Puel pense que tous les corsets ont été bien dépassés par le corset de Sayre. A la fin de sa thèse, il cite vingt et une observations de ce dernier.

D'après Puel, les avantages du corset plâtré seraient :

1° De fournir les moyens d'assurer le repos absolu des parties malades ; aucun mouvement n'étant permis, même à un très faible degré, aussi longtemps que l'appareil est convenable ;

2° La pression locale, qui est la conséquence de l'emploi des autres formes d'appareils, se trouve évitée ;

3° Il peut être appliqué en tous pays, sans embarras et sans dépenses.

En février 1879, Dally, directeur de l'établissement orthomorphique du parc Monceaux, s'occupe, dans le *Bulletin de thérapeutique*, du traitement des déformations du rachis par la suspension cervico-axillaire, et pense que Bouvier a fait les dernières applications des lits mécaniques : « Il ne reste, en somme, dit-il, des lits mécaniques, que le principe de l'extension ligamentaire, qui est excellent. Pour Dailly, la science moderne, après bien des tâtonnements, a fait décidément justice des théories sans nul fondement de J. Guérin, sur la production des dysmorphies rachidiennes et autres par l'action musculaire.

Pour lui, il y a deux catégories de déformations rachidiennes :

1° Celles qu'il faut traiter par l'immobilité en vue de l'ankylose ;

2° Celles qu'il faut traiter en vue du redressement et

de la restitution des mouvements normaux intervertébraux; or, dans les deux cas, il y a une indication commune : l'extension du rachis; il est bien évident, dit-il, que la suspension cervico-axillaire réalise cette indication; mais l'extension passive ne suffit pas; il faut mettre en œuvre les procédés que Royer-Collard appelait si justement organo-plastiques.

Il faut associer, d'après lui, à l'extension rachidienne, un ensemble de procédés réguliers, parfaitement connus, c'est-à-dire la méthode orthomorphique. A cet effet, durant la suspension, il faut pratiquer des manipulations qui ont pour effet de favoriser la détorsion vertébrale en assouplissant les articulations inter et costo-vertébrales de la convexité. On obtient ainsi une sorte d'assouplissement immédiat des jointures, qui favorise les tentatives de redressement des vertèbres déviées.

La suspension cervico axillaire, associée à cet ensemble de moyens organo-plastiques, représente ce qu'il y a de plus rationnel. Isolée, elle n'a aucune valeur thérapeutique; associée au bandage de corps inamovibles, elle devient aussi nuisible dans la scoliose qu'elle est utile dans la déformation angulaire aiguë.

Henry de Boyer, dans le *Progrès médical* [1], expose le procédé de Sayre, sans l'apprécier. Il ajoute que cette méthode lui paraît rationnelle, d'une application facile et peu coûteuse.

M. Fochier, chirurgien en chef de la Charité de Lyon [2], expose, dans le *Lyon médical*, qu'il a mis en pratique, depuis le mois d'avril 1878, la méthode de Sayre et

[1] *Progrès médical*, 1879, p. 702.
[2] *Lyon médical*, 16 mars 1879.

donne les résultats heureux qu'il a déjà obtenus. Ce qu'il y a de remarquable, dit-il, c'est que la respiration est singulièrement facilitée chez les scoliotiques avancés, non seulement par l'auto-suspension, mais aussi par un corset plâtré bien réussi; à tel point que l'état général s'améliore toujours plus rapidement que l'état local.

M. Fochier se demande si tous les cas de scoliose sont justiciables de ce traitement, et quoique l'auteur de la méthode lui-même dise que dans les cas de forte saillie de l'angle des côtes on ne doive pas s'attendre à de brillants résultats, M. Fochier donne cependant l'observation d'une enfant de onze ans qui fut considérablement améliorée en quatre mois, alors que depuis quatre ans elle avait été soumise à divers traitements par divers chirurgiens. Il avait entrepris ce traitement avec si peu d'espoir, qu'il avait négligé de prendre le tracé de la colonne avant de mettre le premier corset.

Dans un autre cas de scoliose, le même auteur a obtenu un redressement presque absolu en cinq mois de traitement avec un seul corset plâtré porté pendant trois mois.

Dans tous les cas, dit-il, il faut continuer l'auto-suspension longtemps après la guérison, d'autant plus longtemps que le sujet est plus jeune et plus faible ; mais alors le traitement devient moins rigoureux et ne consiste plus qu'en des exercices de gymnastique. Pour lui, le corset plâtré est un moyen bien moins rigoureux et plus rapide que le lit mécanique, auquel, cependant, Pravaz et Bouvier doivent de beaux succès.

Michel, dans la *Gazette hebdomadaire de médecine et de chirurgie* du 19 septembre 1879, dit qu'on a fait trop de bruit autour de M. Sayre, que cette méthode ancienne offre des côtés excellents dans un certain nombre de cas et à certaines périodes des affections aiguës du rachis et dans presque tous les cas de déformations chroniques; mais, généraliser cette application à tous les cas, en faire une sorte de panacée rachidienne, c'est, d'après lui, une exagération dangereuse.

Enfin, dans la même année 1879, la *Revue mensuelle de médecine*, page 600, publie une note sur le traitement du mal de Pott, par l'appareil plâtré de Sayre (Alfred Willet); c'est un travail basé sur soixante observations, qui démontrent la supériorité de la méthode de Sayre sur toutes les autres. Willet cite un cas de mort, à la suite de l'application du corset pour une cyphose. C'était un garçon de dix-sept ans, qui fut pris de syncope avant la fin de la confection de l'appareil; cependant le malade put retourner chez lui, mais des vomissements apparurent et durèrent jusqu'à la mort, survenue cinq jours après, quoiqu'on eût enlevé l'appareil.

A l'autopsie, les organes thoraciques et abdominaux étaient congestionnés; mais il y avait quelques points de gangrène pulmonaire, attribuée à l'entrée des matières vomies dans l'arbre respiratoire.

Enfin, dans l'*Union médicale* du 6 septembre 1879, M. de Saint-Germain combat vigoureusement la méthode américaine. D'après lui, on ne peut remplacer l'immobilité dans la gouttière de Bonnet.

Dans le mal de Pott, il réserve l'application de l'appareil de Sayre pour cette période difficile à délimiter et à définir, où l'on veut donner plus de liberté au malade, et où l'on n'ose encore le confier à un corset, et encore faut-il des précautions, car, au bout de quelques jours, l'appareil plâtré devenu trop lâche, agit sur la peau à la façon d'une râpe à sucre et peut amener des érosions si on ne protège pas la gibbosité avec du *corn-plaster*. Pour la scoliose, M. de Saint-Germain dit qu'il est illogique d'admettre que dans la scoliose vraie, c'est-à-dire avec torsion du rachis, on puisse, au moyen d'un appareil inamovible, immuable, obvier à une déformation qui ne présente aucun caractère de stabilité ; à une déformation mobile, il faut une pression constante, c'est-à-dire se déplaçant en même temps que la déformation elle-même.

En résumé, dit-il, la suspension verticale pratiquée avec l'appareil de Sayre est un bon moyen de gymnastique quotidienne pour l'élongation du rachis, aussi efficace et beaucoup plus pratique que l'extension horizontale sur des lits orthopédiques.

L'application du corset plâtré, dans la suspension verticale doit être absolument proscrite dans le traitement du mal de Pott à l'état aigu, c'est-à-dire de non-réparation.

C'est un bon appareil dans la période intermédiaire, entre la réparation incomplète et la consolidation absolue, à la condition de garnir les parties saillantes de la gibbosité.

Le corset peut rendre de grands services dans la déviation latérale du rachis par simple flexion et permettre d'obtenir une guérison réelle.

Dans la scoliose par torsion, son action paraît être inférieure à celle des plaques mobiles à compression constante, avec points d'appui solides sur le bassin, voire même au corset d'attitude ou à barrettes.

L'année 1880 donne aussi son contingent de publications sur la méthode américaine. Le 22 janvier, Gueneau de Mussy, dans l'*Union médicale*, fait paraître plusieurs lettres où il apprécie favorablement le procédé américain. Il raconte qu'il a interrogé beaucoup de chirurgiens anglais, et entre autres, le professeur Jones, de Cork, qui, depuis trois ans, a expérimenté la méthode de Sayre, plus de deux cents fois, et que tous lui ont répondu qu'ils avaient eu de nombreux succès.

Un mois après, en février 1880, J. Guérin publia dans le même journal une lettre qui combat l'appréciation favorable de Gueneau de Mussy.

Le 25 mars de la même année, le *Journal de thérapeutique*, après avoir fait un historique rapide de la question, dit qu'en somme la méthode américaine n'est qu'une légère modification des procédés de l'extension dans leur application aux arthrites vertébrales.

En septembre 1880, Sayre, au Congrès des sciences médicales d'Amsterdam, explique le manuel opératoire et résume en quelques mots les avantages de son traitement dans la scoliose et le mal de Pott :

1° Il est applicable dans tous les cas où on peu appliquer des prothèses;

2° On peut ajuster la cuirasse sur tous les points du corps, dans sa position améliorée par l'extension, en évitant les excoriations et la gangrène, ce qu'on ne saurait dire des prothèses usitées ;

3° Il produit une immobilité absolue du rachis, ce qui favorise l'ankylose des vertèbres malades ;

4° Il permet aux malades de poursuivre leurs occupations ;

5° Il n'y aura pas de difformité du rachis, quand le

traitement aura été appliqué dès le début de la maladie.

Enfin P. Barthez (thèse de Paris 1880) s'occupe du traitement du mal de Pott par le corset plâtré, sans tirer des conclusions très nettes des dix observations qu'il publie.

La dernière publication qui ait été faite en France, sur la méthode américaine, est de M. le professeur agrégé Vincent; il s'agit d'une scoliose grave, dont l'observation se trouve dans le *Lyon médical* du mois de juillet 1881; nous l'avons résumée dans le courant de notre mémoire en y ajoutant deux planches qui feront mieux ressortir le succès obtenu par la méthode américaine.

Après avoir passé en revue tous les travaux publiés en France sur le sujet qui nous occupe, nous ne pouvons passer sous silence tous ceux encore plus nombreux que nous avons pu trouver dans la presse médicale étrangère, grâce à l'obligeance bien connue de M. le docteur Vincent. Nous allons donc analyser successivement les principales publications parues en Angleterre, en Suède, en Norwège, en Amérique, en Allemagne, et nous terminerons cet historique déjà long par le compte rendu du Congrès de Londres, du mois d'août 1881, en ce qui concerne la méthode américaine.

En 1877, Langenbeck écrit qu'il a employé à sa polyclinique la machine de Taylor, pour deux cent soixante-quatre cas de déviations rachidiennes. Il n'a pas encore, à cette époque, employé le corset plâtré.

Dans la même année, Walcker *(the treatment of angular curvature of the spine by a gutta percha mould. Lancet,* July 7) propose le bandage de *gutta-percha* qu'il a décrit dès 1863. Il consiste en une attelle postérieure dorsale qui va du bassin qu'elle recouvre sur le côté jusque sous les bras par derrière, jusqu'aux vertèbres dorsales supérieures. La gutta-percha doit avoir un quart de pouce d'épaisseur; les dimensions du morceau seront déterminées par la distance du sacrum à la vertèbre proéminente pour la longueur, par la circonférence postérieure du bassin; de un pouce en avant d'une épine iliaque antéro-supérieure à un pouce en avant de l'autre par largeur inférieure; par la circonférence postérieure du thorax d'un mamelon à l'autre pour la largeur; pendant que la gutta-percha durcit, le patient est couché sur le dos sur un lit de plumes.

En 1878, Willet[1] dit que la tendance à la syncope, pendant la suspension, se présente une fois sur quatre chez les adultes, spécialement chez les femmes, d'après sa statistique; récemment il a fait trois fois l'application du bandage plâtré dans la position horizontale, ainsi que le fait Walcker; on éviterait ainsi les syncopes.

Suit une statistique de soixante ans, relativement à l'âge des malades, au siège et à l'étiologie.

Willet dit que, bien que l'application du bandage ait été faite exactement d'après les préceptes de Sayre, il est survenu souvent, surtout chez les adultes, pendant la suspension, des syncopes et parfois même des vomissements, une fois sur cinq, surtout chez les femmes. C'est

[1] *Note on the treatment of angular disease of the spine by Sayre's plaster of Paris jacket. Saint-Barthelemy-hosp.* Report XIV.

pourquoi il essaye d'appliquer le bandage dans la position horizontale flottante ; et pour cela il se sert d'une forte traverse horizontale à laquelle sont fixés des crochets et des poulies. Il passe une courroie sur le sternum, les hanches et les cuisses, et il place à douze pouces au-dessous du malade une table, de telle façon qu'il puisse légèrement appuyer les coudes.

Jamais on n'a observé de troubles respiratoires immédiatement après l'application du corset plâtré ; mais des bronchites aiguës survenant plus tard ont rendu nécesaire, dans plusieurs cas, l'enlèvement de la jaquette.

Le décubitus s'est présenté, dans les premiers temps, plus souvent au niveau des apophyses épineuses, même chez deux malades dont les bandages avaient été faits par Sayre lui-même et par son fils.

Villet apprit plus tard à éviter ces eschares par pression, en insinuant une couche de ouate de chaque côté de la gibbosité avant de placer son bandage, ou bien en coupant le bandage au niveau de la gibbosité ; mais en employant ce dernier moyen, on a à redouter l'hypérémie et la tension de la peau.

M. Vincent, pour éviter cet inconvénient, passe des cartes à jouer par l'ouverture faite au bandage.

Pendant la suspension, l'auteur n'a pas pu se convaincre de la diminution de la gibbosité ; des mensurations exactes, prises au moment où les malades venaient se se faire traiter et au moment où ils s'en allaient, n'ont donné dans aucun cas une amélioration de la forme du rachis (dans les maux de Pott).

Dans un seul cas ou deux peut-être, il n'y eut aucun changement, et dans tous les autres, il y eut une augmentation légère, il est vrai, mais cependant sensible de la gibbosité.

La durée du traitement a été plus longue que Sayre ne l'annonce. Douze mois n'ont pas suffi dans la plupart des cas ; chez les adultes, la guérison s'est effectuée relativement d'une façon plus rapide ; dans quelques cas, l'heureuse influence du bandage a été frappante, surtout en ce qui concerne les paralysies. Cependant Villet a vu une fois le phénomène paralytique se produire pendant que le bandage était porté.

Orsmby [1] recommande dans tous les cas légers l'auto-suspension de Sayre; quand il est forcé de placer un corset de plâtre, il se sert de ce procédé; il trempe la chemise de son malade dans la solution suivante de sublimé, pour prévenir l'invasion et la multiplication des pédicules.

Sublimé.	20 grains.
Eau.	1 once.

Owen [2] ne fait pas la suspension, il fait soutenir le malade par les bras, et n'emploie pas le tampon de ouate au niveau du creux épigastrique (Dunner-pad); il met simplement du coton des deux côtés de la gibbosité.

Barrwel [3] ne suspend que par la poitrine ; la ceinture passe par la deuxième côte.

Langenbeck [4] n'a jamais vu d'inconvénients résulter de la suspension ; cependant, si la saillie rachidienne est fortement coudée, il anesthésie ses malades et les tient suspendus horizontalement.

[1] *Curvature of the spine.*

[2] The appreciation of rigide jacket in treatment of angular curvature of the spine. *Méd. Soc. Lond.*, 1878.

[3] Clinical Society of London et rigid jacket, *Med. Soc. of London*, nº 23. *Lancet*, nov. 23.

[4] *Verbende der deutscher Gevelsch'für Chirurgie*, VII, 20.

Hill Beckeley[1] suit exactement les préceptes de Sayre; mais il emploie un appareil de suspension un peu plus commode et un système spécial pour faire passer ses malades sans inconvénients de l'état de suspension à l'état de décubitus horizontal. Dans la discussion qui suivit à la Société clinique de Londres, Smith dit qu'à la place de ouate, entre les seins et sur l'abdomen, il emploie des vessies pleines d'air qui se gonflent à volonté. En général, on fut d'avis qu'on ne peut pas obtenir d'amélioration plus grande de la difformité (dans les scolioses) que celle qu'on obtient après la première suspension.

Bernard W.[2], Golding Bird[3], Gamgee Sampson[4], publient des mémoires peu importants sur la méthode américaine.

Jones Macnaughton[5] : sur cinquante-six cas de cyphose pottique, dont trente-neuf ont été traités par l'auteur, quarante-deux se sont terminés heureusement, huit d'une façon fâcheuse, et six n'ont été qu'améliorés ; quelques-uns de ces cas, les plus intéressants, sont communiqués *in extenso* à la fin du travail de Macnaughton.

Drachmann[6], Warfwinge[7], Rossander, Sonden,

[1] M. Berkeley. Sayre's treatment of spinal disease. *Lancet*, févr. 2.

[2] Bernard. Sayre's suspension apparatus modified. Dublin. *Med. Soc. Journal of The med. sc.* sept. Art. VIII.

[3] Golding Bird. *Remarks on Sayre's treatment of spinal disease. British Med. Jornal*, sept. 21.

[4] Gamgee Sompson. On surgical swings and polleys as aids to rest and motion. Sayre's treatment and spinal curvature. *Lancet*, july 13.

[5] J. Macnaughton. On Sayre's treatment of spinal curvatures by plaster Jacket. *Abstract of a paper read before the Brit. med. assoc. at Bath.* aug. *Medic. Press. and circul.* sept. 4.

[6] *Drachmann*, p. 5. Sayre's Behauding of spondylitis. *N. M. Ark. Bd*, X, n° 26.

[7] Warfwinge, Rossander, Sonden, Bergh, etc., om det Sayre'ske gipsbandaget Hygiea-Svenska läkaresällskapets forhondl, p. 11. *N. M. Ark. Bd.* X, n° 19.

ergh, etc., dans la séance de la *Läkaresällskaf* suédoise, du 15 janvier 1878, échangent leurs opinions au sujet du corset de Sayre.

Après une courte description des moyens mécaniques employés jusqu'à présent dans le traitement du mal de Pott, Warfwinge expose l'origine des tentatives de Sayre, les principes sur lesquels est basée la méthode, ses avantages et son mode d'application ; il ne s'éloigne de Sayre, qu'en ce qu'il croit qu'on peut appliquer étroitement le bandage sans danger, en se passant du coussin de ouate sur le ventre : un bon dîner absorbé avant l'application du bandage serait tout aussi utile.

Il mentionne sept cas dans lesquels il a fait le Sayre.

Le premier concerne une fillette de deux ans et demi, qui, depuis un an, était atteinte d'une spondylitis des première et deuxième vertèbres lombaires, accompagnée d'une incurvation cyphotique manifeste, mais sans douleur à la pression sur les apophyses épineuses. Cette enfant avait de la peine à marcher et souffrait de temps en temps de crampes dans les membres inférieurs.

Dès le lendemain de l'application (20 juin 1877), l'enfant pouvait marcher, les douleurs et les crampes avaient cessé ; l'état général s'améliora très rapidement.

Renouvellement du bandage, le 26 août et le 3 novembre. Au dernier changement de bandage, on trouve une légère excoriation au niveau des omoplates. Le cas est encore en traitement. La gibbosité a diminué. L'auteur fait remarquer qu'à chaque enlèvement du bandage on a vu se reproduire tous les symptômes douloureux signalés.

Le deuxième cas concerne un garçon de six ans ayant

une cyphose angulaire de la onzième dorsale; deux bandages ont été appliqués avec grand avantage; mais le processus morbide n'est pas encore éteint.

Le troisième malade était un garçon de vingt et un mois; depuis quatre-vingt-dix jours, difficulté à marcher, saillie des quatrième et cinquième vertèbres dorsales. Étiologie, chute; pas de douleur à la pression au niveau des apophyses épineuses : deux bandages sont faits à cinq semaines d'intervalle; plus de malaise, possibilité de la marche. Le traitement est terminé au bout d'un mois.

4° Un garçon de huit ans souffrait depuis cinq ans de fatigues dans la marche. Un jour, il tomba d'une table par terre. Un an après, en 1875, on remarqua une saillie sur le dos, et en décembre 1877, son état devint inquiétant. Le malade ne pouvait marcher sans appui et encore très mal; un gros abcès par congestion existe au côté droit et un autre commence au côté gauche sous la région inguinale. État général mauvais. Cyphose de la douzième dorsale à la quatrième lombaire. Bandage de Sayre, appliqué le 14 décembre. A la suite, la marche s'améliora notablement, l'abcès du côté droit fut ouvert le 14 janvant, sans enlever le bandage.

5° La cinquième observation est celle d'un marin âgé de trente-deux ans, qui souffrait depuis deux ans, de spondylitis des dixième et douzième vertèbres dorsales; cyphose, troubles digestifs, crampes et difficulté à marcher; on n'a encore appliqué qu'un bandage, qui a ramené un état de bien-être excellent.

6° Une jeune fille de huit ans, a fait une chute sur le dos, trois mois auparavant; difficulté à marcher; saillie très forte des apophyses épineuse des huitième et neuvième dorsales. Bien-être après le bandage. N'est restée qu'une semaine en traitement.

7° Garçon de cinq ans, ayant fait, cinq mois auparavant, une chute sur le dos; il se plaint, depuis lors, de douleurs continuelles qui s'exaspèrent de temps en temps; difficulté de la marche. Saillie douloureuse sur la colonne répondant à la onzième vertèbre dorsale; à mesure que la cyphose augmenta, il se dessina une scoliose à convexité du côté gauche. Cet enfant porte depuis un an un corset plâtré qui a guéri sa scoliose et lui a procuré un soulagement considérable.

Dans la discussion qui suivit cette communication, le professeur Rossander, qui a introduit à Stockolm la méthode de Sayre, fit connaître sa pensée sur les effets de la méthode de distraction en général et spécialement dans le traitement de la spondylitis. Il conseille cependant de se mettre en garde contre des espérances exagérées, et fait remarquer que dans l'application de la méthode d'extension à la coxalgie on voyait des cas où la maladie se terminait, bon gré, malgré, par suppuration, infection et mort. Il en est de même pour les maux de Pott. Malgré l'emploi de cette méthode de traitement, même instituée à temps, la spondylitis résiste dans certains cas à tous nos efforts.

Dans le *Serafimer Lazareth* (baraquement-ambulance), on a poussé si loin l'usage des corsets qu'on est arrivé à ne tenir les malades suspendus que pendant cinq minutes.

D'après le professeur Rossander, la méthode de Sayre ne convient pas pour la spondylitis des vertèbres supérieures de la région dorsale.

Bergh, assistant du professeur Rossander, communique les observations suivantes, où la méthode de Sayre fut appliquée par son maître.

1° Fille de dix-neuf ans, qui souffre depuis deux mois de spondylitis au niveau de la dernière dorsale et de la première lombaire, cyphose peu marquée, mais difficulté extrême pour se mouvoir. Légère élévation de tempépature le soir.

Le bandage de Rauchfusse fut appliqué pendant plusieurs mois, mais sans donner d'amélioration définitive.

Le 31 mars 1877, on applique le corset de Sayre; une amélioration notable survient bientôt.

Le bandage fut renouvelé à la fin d'avril, en juillet et en novembre.

Cette malade retourna ensuite chez elle, pouvant marcher sans peine, et monter des escaliers. Elle porte encore le dernier bandage.

2° Femme mariée de trente et un ans. Spondylitis depuis neuf ans, au niveau de la deuxième lombaire, accompagnées de scoliose. Vive douleur dans la station debout, impossibilité de marcher. Le 21 février, on applique un corset plâtré; qui est renouvelé le 19 avril. A ce moment, la malade retourne chez elle. D'après les nouvelles ultérieures, elle a continué à se bien porter et a pu reprendre ses travaux de ménagère.

3° Malade de vingt-trois ans, souffre depuis deux ans, d'une spondylitis consécutive à un traumatisme; avant l'application du bandage, douleurs dans la région lom baire, douleurs à la pression sur les dernières vertèbres, douleurs en ceinture, douleurs dans la jambe gauche, avec diminution de la sensibilité et de la motilité, insomnies. Après l'application du corset plâtré; tous ces symptômes ont disparu complètement; le malade est renvoyé, il se trouve bien, marche, vaque à toutes ses occu pations. Deux cas sont encore en traitement.

Souden communique deux cas :

1° Un licencié en médecine est le sujet du premier : âgé de trente-cinq ans. En juillet 1874, il avait fait une chute sur le dos, et, en octobre, à la suite de quelques douleurs vagues, spondylitis des sixième, septième et huitième vertèbres dorsales ; à la suite d'une cautérisation au fer rouge, suivie de l'application d'un bandage extensif porté pendant six mois, amélioration ; mais, à la suite d'efforts, en octobre 1875 et février 1877, nouvelle aggravation considérable.

Le bandage de Rauckfusse ne procure qu'une amélioration passagère.

Le bandage de Sayre fut appliqué en mai 1877 ; il a été renouvelé six fois depuis. Les symptômes morbides locaux, comme les symptômes généraux, se sont amendés.

2° Le deuxième cas, où le corset de Sayre a été appliqué, est celui d'un garçon de huit ans, souffrant depuis six ans de spondylitis. Le malade mourut quelques temps après l'application du bandage qui, du reste, n'avait été porté qu'un mois et qui fut enlevé quelque temps avant la mort.

Santesson, de Stockholm, fait aussi l'éloge du corset de Sayre ; mais il exprime des doutes relativement à l'indication de son application dans les cas où il existe une perte de substance considérable des corps ou des cartilages intervertébraux. En pareil cas, la guérison ne peut être obtenue que par le rapprochement des parois du foyer ramolli et par ankylose complète. Tout ce qui s'oppose à ce mode naturel de guérison doit être considéré comme nuisible. Du reste, l'expérience peut seule trancher la question.

En 1879, on lit[1] une leçon magistrale de Dornbluth, de l'Université de Rostock : « De grandes espérances s'attachent à l'emploi du corset de plâtre de Sayre, qui nous rend indépendants des machinistes et qui ne peut pas être rendu inefficace aussi facilement par les malades et leurs parents, comme les autres appareils. Ce corset soutient le tronc aussi parfaitement que possible, sans exercer de pression fâcheuse, et en laissant libre pour l'accroissement le côté de la concavité ; en outre, il est facile de lui adjoindre un support de tête, encastré en arrière dans le plâtre. La cuirasse plâtrée est appliquée sur un vêtement exactement collé et lié en haut et en bas à l'aide de bandes saupoudrées de plâtre. Après avoir suspendu le malade par la tête et les aisselles, de telle sorte que la pointe des pieds seulement touche le sol, l'incurvation est corrigée autant que possible ; on rembourre le côté de la concavité avec de la ouate.

Au lieu de suspendre par la tête et les aisselles le petit malade, ce qui est assez inquiétant, le professeur Dornbluth a récemment mis en usage la position latérale. Quant aux enfants, ils sont enroulés dans une couverture jusqu'aux hanches et maintenus dans cette position sur une table étroite; une bande large, terminée en pointe à ses deux extrémités, entoure la convexité ; elle est fixée

[1] Die skoliose von Dornbluth in Rostoch, p. 30. *Jammlung Klinischen Vorträge her. von Richard Valhmann.*

par des liens à un crochet qui est au plafond, de telle sorte que, par cette bande, on exerce une traction réductrice de la convexité; la tête est soutenue par un aidé, en même temps qu'étirée ; la position, malgré la réduction considérable de la courbure, est si commode qu'il a vu des enfants s'endormir dans cette position, et que l'application de bandes plâtrées, peut devenir très commode. Le bandage du corps réducteur est emprisonné dans le plâtre et les deux extrémités sont ensuite coupées lorsque le corset est suffisamment dur.

Lorsque le bandage est durci, on fera, suivant le conseil de Volkmann, de grandes fentes au bandage du côté de la concavité; ou bien, si l'on craint de trop affaiblir le plastron, seulement de petits trous par lesquels on retirera la ouate. Grâce à ce perfectionnement, le côté convexe reste dans une pression qui limite la croissance, tandis que le côté concave peut croître librement dans un espace vide. Le corset de plâtre peut être enlevé de temps en temps et être renouvelé suivant l'amélioration progressive. On laisse les premiers un ou deux mois, les autres plus longtemps. Le corset de plâtre pourra remplacer les appareils à décubitus.

On lit dans les numéros 17 et 18 de l'année 1879, et dans le numéro 8 de l'année 1880, du *Berliner Klinischer Wochenschaft*, sous la signature du docteur P. Busch *(Die Belastungs deformitälen des Gelenke)* :

« Le corset de Sayre n'agit pas uniquement par traction ; il a pour but de maintenir l'amélioration obtenue par la suspension du corps.

« Sayre a fait, en avril 1876, le premier corset de plâtre pour une scoliose, et il publiait, en 1877, son livre dans lequel il déclarait que cette méthode devait être employée dans la scoliose, à l'exclusion de toutes les autres. Les publications allemandes, faites en 1879, sur l'emploi du Sayre, par Madelung et Walsberg (l'analyse en est faite dans les pages qui suivent), se prononcent peut-être trop vite à l'égard de cette méthode. Busch dit qu'il a employé le corset plâtré dans quelques cas; mais que ces cas sont trop récents pour qu'il puisse en parler d'une manière définitive. Une maladie comme la scoliose, qui dure plusieurs années, n'autorise pas à juger à première vue un moyen curatif. Voici quelle est son opinion : « La méthode, dit-il, comprend deux parties, la suspension du corps par la tête et la fixation de l'allongement, obtenue par le bandage plâtré. »

« La première partie est vieille de deux cents ans, et a eu pour père, Glisson, ce que Sayre se garde bien de dire. Cette partie de la méthode était employée dans les établissements orthopédiques qui existaient dans la première moitié de ce siècle. On l'a employée jusqu'à en abuser dans le traitement de la cyphose et de la scoliose ; elle était tombée en désuétude au moment où Sayre est venu la remettre en vogue.

« La deuxième partie de la méthode est une chose neuve et appartient de plein droit à Sayre. Il est vrai qu'en Allemagne, avant Sayre, on avait traité les scolioses à l'aide de bandes plâtrées; par exemple, Heinecke et d'autres, mais sans suspension préalable. »

Cependant Busch avance que la première impression que lui a faite le corset plâtré a été bonne. L'allongement du corps, qu'on obtient ainsi, peut atteindre plusieurs centimètres; c'est une bonne chose, qui n'est accompagnée d'aucune gêne. Les jeunes malades peuvent sortir, sans qu'on remarque rien d'étrange dans leur attitude.

Il ajoute cependant : « Le maintien de l'immobilité de la colonne vertébrale ne doit-il pas influencer d'une manière fâcheuse les muscles du rachis ? Et la dilatation du thorax qui est empêchée, ne pourrait-elle pas, chez des jeunes filles à tendances tuberculeuses, aggraver l'état général ? Il réserve donc son jugement.

On a essayé d'adoucir la méthode de Sayre en remplaçant le corset de plâtre inamovible par des bandages amovibles. En Angleterre, on a préconisé des jaquettes de feutre *(poro-plasticfelt)*.

D'autre part, Beely, de Kœnigsberg, a construit (voir les pages suivantes) des corsets de plâtre amovibles avec charnières. Busch ne croit pas que ces méthodes soient applicables. Pour lui, la jaquette en feutre est mort-née.

Pendant l'été, elle est intolérable, à cause de la chaleur, et sa substance est si peu résistante qu'elle se ramollit très vite.

Les corsets de plâtre amovibles de Beely doivent être rejetés, car l'inamovibilité est une partie intégrante de la méthode de Sayre; précisément, cette incarcération persistante du corps dans une enveloppe de soutien, jour et nuit, indépendante de la volonté, du bon plaisir des malades, malgré toutes les incommodités qui peuvent en résulter, est un point capital dans le traitement par la méthode de Sayre. Si on fait un corset amovible, ce sera un corset ordinaire.

En 1880, on trouve, dans la *Tribune médicale*, un article de Jennings, qui croit que les chirurgiens finiront par adopter la méthode américaine dès qu'ils auront une certaine habitude du corset ; mais cette habitude est nécessaire; aussi Sayre lui-même cite un cas où il lui fallût recommencer quatre fois le même corset.

Jennings publie deux observations très concluantes; l'une qui lui a été communiquée par Golding-Bird, l'autre par Harrison, chirurgien de Liverpool.

Voici la première : Malade, huit ans, octobre 1877. Historique d'une période de deux ans; douleurs dorsales ; gibbosité dans la région dorsale inférieure, avec tous les symptômes habituels; application du corset plâtré; immédiatement après, disparition des douleurs; l'enfant se tient droit, il marche aisément.

Février 1878, nouveau corset.

Juillet 1878, troisième corset.

Septembre 1878, l'enfant est guéri, la gibbosité a disparu.

Et voici l'observation d'Harrison : Une dame, atteinte de mal de Pott, dans la région dorsale inférieure, avec gibbosité augmentant rapidement et occasionnant de vives douleurs, vient consulter ce chirurgien. Les jambes sont engourdies, la marche est presque impossible. Traitement par suspension et corset plâtré. Six mois après, la malade est guérie, suivant toutes les apparences; elle fait de longues promenades ; la sensibilité des membres inférieurs est normale; la malade se trouve cependant si bien dans sa carapace qu'elle ne veut pas l'enlever.

Harrison pense que la méthode américaine est un progrès chirurgical considérable qui fera époque dans les annales de la chirurgie.

En 1880, Kesteven[1] cite deux cas dans lesquels de graves symptômes ont disparu après l'application d'un corset de plâtre.

1° Une jeune fille de onze ans, épileptique, à musculature faible, au point que la malade ne pouvait soutenir sa tête, ni se tenir debout, ni marcher, pas même parler distinctement. Cet état rappelait beaucoup un stade avancé d'ataxie locomotrice. Pas de lésion de la colonne vertébrale; cependant les courbures normales étaient défectueuses.

Corset de plâtre, bromure de potassium; pendant neuf mois, elle n'eut que trois crises d'épilepsie. L'état général s'améliora beaucoup; la malade peut soutenir sa tête, les mouvements du membre supérieur sont assurés; l'articulation des mots est plus facile, la malade peut marcher, faire de courts trajets.

2° Même cas et même marche chez un garçon de deux ans.

3° Carie vertébrale; bon résultat.

Lee, au Congrès de Philadelphie, dit que déjà, en 1870, il a recommandé, ainsi que les jaquettes en feutre plastique, l'auto-suspension pour traiter les affections vertébrales; il décrit l'appareil qu'il a alors proposé; il fait d'abord un corset silicaté sur lequel il coule du plâtre, et par-dessus, il met enfin la jaquette de feutre *(filz jacket)*.

Schönborn, professeur à Kœnigsberg, s'exprime ainsi (*Lahresbericht* f. 1879): « Le traitement des incurvations de la colonne vertébrale est fort étudié. Les publications

[1] Kestevan, notes of cases of spinal diseases treated by Dr Sayre's. *Lancet*, July 5.

relatives au cas traité avec succès par la méthode de Sayre sont plus nombreuses que celles qui ont été publiées en 1878. Elles prouvent que cette méthode prédomine sans conteste dans le traitement des lésions de la colonne vertébrale, malgré ses défectuosités. On trouve dans ces publications un grand nombre d'écrits qui ne sont que la reproduction du procédé et le récit d'observations d'une part, et, d'autre part, que des statistiques et des rapports particulièrement sur des cas favorables.

D'autres publications, au nombre de quatre, recommandent d'autres substances à la place du plâtre ; d'autres cherchent, avec plus ou moins de succès, à pallier les défectuosités du procédé à l'aide de certaines modifications. En général, on peut constater, dit le rapporteur des *Maladies de l'appareil locomoteur*, dans le *Lahresbericht*, p. 354. B S. II, § 67. 2 f., 1879, « que les Français observent, de la manière la plus conservatrice, le procédé qui a été préconisé par Sayre. »

Ce sont les cliniques des universités de Bonn, de Gœttingue et celle du docteur Parker qui présentent les statistiques les plus complètes.

Ainsi Madelung[1] nous dit qu'à la clinique chirurgicale de Bonn, on a traité, depuis le mois de septembre 1877, trente-huit malades d'après la méthode de Sayre, et qu'on y a fait des bandages en superposant trois tricots de flanelle très justes dont la face externe est recouverte à mesure d'une bouillie de plâtre à l'aide d'un pinceau de crins.

Les bandages d'amidon n'ont pas montré de la résis-

[1] Madelung. Ueber die Sayre'sche methode der Behandlng fon Wirbelsänby Erkrankungen. *Berl. Klin. Woch.*, nos 5 et 6.

tance. Le feutre poro-plastique a été appliqué avec succès dans les cas légers. Son avantage consiste en ce qu'il peut s'enlever, tandis que le corset en plâtre ne peut pas être enlevé.

Dans les degrés avancés de la scoliose, avant le complet durcissement du bandage, on obtient encore une correction plus parfaite, en appliquant des bandes de renforcement sur la plus grosse convexité.

Dans quelques cas, on a provoqué une lordose artificielle, en tirant sur les pieds des malades en arrière. Toutefois cette manière de faire ne se recommande que pour les patients qui sont traités par le décubitus au lit. Dans ce cas, un corset plâtré fait ainsi agit comme l'appareil à suspension de Rauchfusse, c'est-à-dire comme une suspension horizontale.

Les autres remarques de l'auteur ne nous apprennent rien de nouveau. On peut mentionner cependant que des malades atteints de carie vertébrale ont bien supporté la suspension que Madelung fit exécuter dans le but d'obtenir la disparition de la déformation avant l'application du bandage définitif, et que des douleurs se faisaient sentir lorsqu'on cessait la suspension, ce qui n'arrivait pas lorsque le bandage plâtré avait été mis. Mais on n'a jamais constaté d'aggravation des cyphoses, pas plus que d'amélioration. L'opinion contraire de Sayre, d'après Madelung, vient de ce que les incurvations compensatrices disparaissent pendant la suspension, alors que la gibbosité persiste dans son ancienne forme.

On a observé des abcès dans quatre des dix-huit cas de carie vertébrale. L'auteur Madelung croit qu'on les observait plus fréquemment à la clinique de Bonn, avant l'application du bandage de Sayre.

Chez les malades dont l'affection siège au niveau des vertèbres inférieures de la région lombaire, Madelung ne regarde pas la jaquette ordinaire du plâtre comme suffisante pour permettre au malade de marcher; de même, d'après lui, ceux qui ont un abcès doivent rester au lit.

Dans les scolioses (dix-huit cas), les bandages en feutre se sont bien comportés. Il s'agissait presque toujours de cas avancés, et l'on obtient non seulement un allongement appréciable du corps, s'élevant de $0^m,01$ à $0^m,04$, mais encore on obtient la disparition de névralgies graves.

Madelung cite l'observation suivante, intéressante à plus d'un titre :

Un malade, âgé de trente-trois ans avait fait une chute (dix-huit pieds de hauteur) directe sur les pieds, puis était allé buter contre un poteau. Fracture de la clavicule gauche, paralysie absolue des membres supérieurs et inférieurs ; incontinence d'urine et des matières fécales.

Au bout de trois semaines, les bras reprirent leurs mouvement ; à la suite d'un traitement par l'électricité pendant deux mois, le malade pouvait à peine marcher avec des béquilles. Il restait encore une paralysie complète des deux membres inférieurs avec incontinence des matières fécales et de l'urine. Au niveau de la dernière vertèbre dorsale et de la première lombaire, il existait une légère saillie de la colonne et une sensibilité considérable à la pression.

Du 11 février au 8 juillet, le malade fut traité par les corsets plâtrés et les courants induits ; la défécation devint volontaire. Le malade marche librement et sans bâton, pendant deux ou trois heures; la gibbosité est devenue plus petite et indolente.

Parker[1] a eu à traiter, dans l'espace de dix-huit mois, cinquante cas de lésions vertébrales chez des individus au dessous de quinze ans : Voici sa statistique :

1° Vingt-huit cas considérablement améliorés par la méthode américaine; une partie d'entre eux ont été renvoyés, le traitement fini ;

2° Neuf cas non améliorés; le mal progresse; de courtes notices sont données sur ces cas ;

3° Le corset n'a pas pu être supporté par cinq individus;

4° Huit on été perdus de vue.

Walzberg[2] publie une revue d'ensemble de la clinique du professeur Kœnig, de Gœttingue,, portant sur vingt-six cas (seize de cyphose par carie vertébrale, dix de scoliose) qui ont été traités, depuis le mois de juin 1878, jusqu'au 1er mars 1879, par la méthode de Sayre; l'auteur donne une description très détaillée du procédé américain, ainsi que les modifications mises en usage à la clinique de Gœttingue, celles-ci consistant essentiellement en ce que la jaquette est remontée plus haut dans le but de saisir provisoirement les épaules dans le bandage; les tours de bandes qui passent sur les épaules étant enlevés après le durcissement complet du corset.

[1] Parker, R. W. The treatment of spinal disease by suspension (Sayre's method). *Med. Times*, july 19, p. 61.

[2] Walzberg, Sayre. On the treatment of spondylitis and scoliosis by portial suspension to improve the position and the application of the plaster of Paris bandage to retour. *Glasgow medical journal.* — Sayre's Gypsjacket, *Berl. Klin. Wochenschrift*, nos 19 et 20.

Pour éviter la pression du bandage sur le bord inférieur et au niveau des aisselles, on encastre dans le plâtre de gros tubes en caoutchouc ; ensuite, vingt-quatre heures après, lorsque le bandage s'est durci, on le recouvre d'une bande imprégnée de silicate de magnésie qui le rend plus résistant.

M. le professeur agrégé Vincent emploie un procédé analogue et trouve que le silicate de potasse qu'il met sur le plâtre frais rend le bandage plus résistant, plus dur, empêche la désagrégation des molécules de plâtre ; mais, de plus, il ajoute des bordages en toile cirée au niveau des aisselles, des clavicules, des ischions ; en un mot, sur tous les bords du bandage, qui devient ainsi plus doux à porter, en même temps qu'il gagne en élégance.

Walzberg constate que les résultats ont été très favorables ; il croit, de même que Madelung, que les abcès se développent plus rarement avec cette méthode ; cependant il avoue qu'il n'a pas pu constater d'amélioration de la difformité, quand il s'agissait de maux de Pott.

Dans le cas où la lésion siège à la région dorsale supérieure, et à la région lombaire inférieure (ces derniers cas, du reste, sont très rares), l'auteur croit que la méthode est contreindiquée.

Dans les scolioses, on a obtenu de grandes améliorations ; des allongements de deux centimètres après l'application du bandage ont été obtenus souvent, et se sont conservés jusqu'au jour où on a enlevé le bandage (trois ou quatre mois), période qui exprime la moyenne du temps pendant lequel on a fait porter chaque bandage. Mais on peut se demander si l'accroissement normal de la colonne vertébrale n'a pas pu donner lieu à une méprise.

Dans ce travail, on décrit un cas, particulièrement grave, dont la terminaison a été favorable. Le port prolongé de la cuirasse plâtrée n'a pas eu d'inconvénient. C'est pourquoi on n'a pas tenté de faire des bandages amovibles. L'auteur croit même que cela est impossible avec le plâtre (voyez Beely); quant aux jaquettes de feutre, il les apprécie, mais les trouve trop chères.

Il n'a observé, en fait d'accidents, qu'une seule fois des vomissements, plusieurs fois de la pâleur et de la petitesse du pouls. Jamais on n'a eu recours à l'anesthésie. Du reste, les vomissements ne compromettent pas le durcissement du bandage. Walzberg n'accepte pas comme probant le cas rapporté par Madelung d'amélioration par ce bandage dans une fracture de la colonne parce qu'il a vu un cas semblable s'améliorer sans traitement.

Parmi les matériaux dont on peut composer les corsets, on a à peu près employé toutes les substances qui ont la propriété de durcir vite; en première ligne, le *fell-poro-plastic* d'Atkins [1] et Adams, d'Ormsby [2], le cuir (Souwers) [3] le silicate de potasse (Coover), la parafine (Macewen), et enfin le papier. Souwers recommande surtout les corsets de cuir faits sur un moule de plâtre par le fabricant d'instruments, M. Gemrig's.

Vance [4] fabrique le corset de la manière suivante:

1 Atkins. Paraplastic splints, *Brit. medic. Journal*, Aug. 30, p. 322.

2 Ormsby L.-H. Spinal curvatures treated by cockings poro-plastic jacket. *Med. Presse and circul.*, octobre 14, p. 327.

3 Souwers. The mecanical treatment of posterio angular curvature of the spine. M. Gemrig's improved spinal jacket. *Phil. Times*, dec. 20, p. 143.

4 Vance. A removable paper brace for the treatment of Pott's disease and laterale curvature. *New-York, Med. Rev.*, June 21, p. 595.

Dans la cyphose de Pott, on place d'abord le corset de plâtre sur le thorax (sans suspension) ; il est incisé en avant, puis enlevé ; on en tire un moule de plâtre qui sert à fabriquer le corset de papier, le moule est soigneusement barbouillé avec de la graisse, puis on réapplique sur le moule une bande de flanelle et à l'aide d'un pinceau, on badigeonne celle-ci avec un mélange d'une partie de gélatine, deux parties d'oxyde de cuivre et six parties d'eau ; il faut faire chauffer ce mélange avant de s'en servir. On met des bandelettes de fort papier brun, les unes sur les autres, imprégnées de ce mélange. Ressorts d'acier. Circulaires de gros fil. Bande.

Le corset doit sécher vingt-quatre ou quarante-huit heures sur le moule qui est en plâtre ; puis on le fend en avant et on le décolle du moule. Sur les bords de la section antérieure, on coud une bande de cuir à laquelle on fait des trous qui servent à lacer le corset.

Pour les corsets à employer dans les scolioses, le moule original est pris pendant la suspension ; en outre, on tend le corset au niveau de la courbure la plus prononcée, on y place des bandes de caoutchouc en travers, qui ont pour effet d'exercer une pression sur les portions les plus saillantes par leur élasticité. D'autre part, les parties concaves sur le moule, opposées aux parties convexes sont remplies de plâtre, de telle sorte que le déplacement du thorax n'est pas possible dans ce sens.

Les avantages de cette jaquette seraient : légèreté, son poids est de huit à seize onces seulement (le corset de plâtre pèse de trois à six livres).

Minceur 1/8 de pouce (le corset de plâtre a de 1/4 à 3/4 de pouce d'épaisseur), et ainsi, sous le vêtement, ce corset ne tient pas plus de place qu'un corset ordinaire et ne se trahit pas davantage.

Solidité (six à huit mois de durée). Amovibilité. Il ne coûte enfin qu'un dollar et vingt-cinq cents. Il se prépare très vite, si on fait abstraction du temps nécessaire à la dessiccation (une heure et demie). Schönborn, rapporteur, dit qu'en se servant du feutre préparé suivant la méthode de Brüns, on arrive au même résultat bien plus facilement.

Le principal reproche adressé à la méthode de Sayre est l'obligation de laisser le corset plâtré en permanence. Ce qui donne lieu à bien des inconvénients (tout soin de la peau est impossible; il se fait des ulcérations, les pédicules s'insinuent et prolifèrent, etc.). Beely a triomphé de la difficulté d'une manière bien simple. Il pratique la suspension de telle sorte que ses ennuis et ses dangers n'ont plus d'importance.

Beely[1] place ses malades sous un fort tréteau, semblable à l'appareil du tailleur (Schneider-Mesmel), et sur une table étroite à laquelle il fixe les cuisses au moyen d'une ceinture. La tête et les bras sont suspendus à la portion horizontale du tréteau, la tête au moyen de l'appareil de Glisson, les bras à l'aide de tours de bandes (comme on a l'habitude de le faire pour l'extension permanente par les pieds au moyen de bandes de diachylum) qui sont attachées à des poulies placées sur la partie horizontale du tréteau. Les bras se trouvent en hyperextension et forment avec l'axe du corps un angle de 30°. Le bandage est appliqué sur le corps nu et formé, comme

[1] Beely, Beitrag zur orthopädischen Chirurgie ueber Anfertigung articulater und Scholiger Gypsnerbönde zur Behaudlung fon Erkroukungen der Wirbelsoübe *Berliner*, *K. Woch.*, n° 15.

d'habitude, de bandes imprégnées de plâtre, dont le durcissement rapide est obtenu au moyen d'une solution légère d'alun chauffée. La poitrine et le bas-ventre sont seuls recouverts d'une mince couche d'ouate, les épines iliaques antéro-inférieures, la crête iliaque, ainsi que la gibbosité dans le cas de cyphose, sont recouverts de petits tampons d'ouate ou de bandelettes de feutre.

Dès que le bandage est devenu dur, on l'incise avec des ciseaux sur la ligne médiane en avant et on l'enlève soigneusement; on le fait sécher, puis on le pourvoit d'articulations, surtout quand il s'agit de bandages pour scolioses, en marquant la ligne qui répond aux apophyses épineuses de la colonne vertébrale, et en frappant le bandage avec un marteau légèrement, le long de ces apophyses, jusqu'à ce qu'on puisse facilement séparer ce bandage en deux parties. Dans les bandages pour cyphose, on doit faire trois valves au moyen de deux articulations dont la partie supérieure est à peu près au milieu de la ligne axillaire, dont l'inférieure est un peu en avant des épines iliaques antéro-supérieures. Dans les points où le bandage menace de se feuilleter, c'est-à-dire sur le côté externe des articulations, aux bords supérieurs et inférieurs, surtout sur les bords de la section, il faut faire des badigeonnages avec une solution de caoutchouc dans de la benzine, et l'on donne à ces articulations une résistance plus grande en plaçant des bandes de coton de cinq centimètres de largeur sur toute la hauteur du bandage; on met ensuite des crochets fixés sur étoffe parallèlement aux bords de la section du bandage. Enfin, pour donner un aspect brillant au bandage, on le saupoudre de talc dans les points qui ont été barbouillés avec la solution de caoutchouc. On dégage sous les bras jusqu'à ce que les bouts du bandage ne gênent plus le malade.

Avant l'application du bandage, le malade est couvert d'une camisole de coton. Le bandage est lacé en avant au moyen d'un fort cordon élastique de quelques millimètres de diamètre.

Schönborn croit que Beely a réfuté par ces modifications les principales objections qui ont été faites à la méthode de Sayre. Trente cas ont été traités par la méthode de Beely avec grand succès au cours de la dernière année.

Hemingway [1] propose de se comporter de la façon suivante pour rendre les corsets de plâtre amovibles : il place sur le thorax un large morceau de toile et le corset par-dessus. Quand il est arrivé à peu près à la moitié de l'épaisseur désirable, il place en avant, parallèlement à l'axe du corps deux attelles en fer, qui sont pourvues de crochets à la distance de deux pouces et demi ; puis on achève la jaquette : les morceaux de toile qui dépassent, sont rabattus et reçoivent la moitié du bandage. Il en résulte que le corset est revêtu en dedans et en dehors, avec de la toile : les crochets dont il a été question servent à lacer le corset qui est fendu sur la ligne médiane. L'auteur ne dit pas si et comment on établit une charnière au niveau de la région dorsale ; il dit seulement que si l'on doit l'enlever souvent il faut le rendre plus résistant par l'addition d'un double système de bandelettes de zinc comme ci-contre |‾‾|.

Walcker [3], pour prévenir les accidents de la suspension

[1] Hemingway. The plaster of Paris corset, *New-York, Med. Record*, nov. 22, p. 487.

[2] Walker. Treatment of angular curvature of the spine by a plaster of Paris, jacket, applic. in the recumbent postur. *Britisch Méd. in Bath.*, 1878.

recommande de faire le bandage en plaçant le malade dans le décubitus dorsal et en se servant de bandelettes de Scultett, il décrit son procédé.

Miller [1] préconise également l'application du corset dans le décubitus dorsal, et décrit quelques modifications du procédé de Walcker.

Berry [2], ayant appliqué sans succès le corset de Sayre dans un cas de scoliose, a eu recours au procédé suivant, et d'abord le corps est dans l'extension la plus complète possible (décubitus dorsal) : On applique sur le dos deux larges bandelettes de diachylum, de chaque côté de la colonne vertébrale, assez larges pour qu'elles recouvrent les côtés du thorax ; là-dessus, on met le corset de plâtre de Sayre, dans lequel on encastre une tige comme pour une minerve; cette tige porte deux traverses, l'une à la hauteur des épaules, la deuxième à son extrémité supérieure, c'est-à-dire au niveau de la tête. Au moyen d'une vis (machine de Taylor) qui commence au-dessous des bandes transversales, la portion verticale de la tige peut s'allonger à volonté. A la première barre transversale sont attachées les extrémités de la bandelette emplastique, qui dépasse le bord supérieur du corset dans le but de tirer les épaules en arrière; à la deuxième barre, est attachée la tête, à la manière ordinaire. En allongeant la portion verticale avec la vis, on obtient l'extension.

Enfin le 18 novembre 1880, Stetter [3] publia plusieurs

[1] Miller. A new method of opplying a plaster of Paris jacket in the recumbent posture. *Brit. Med.* novembre, p. 728.

[2] Berry. Note on a case of lateral curvature of the spine treated by new method. *Edinbourg, Med. Journ.*, July.

[3] Stetter, Erfahrungen in Gebiete der praktischen Chirurgie. Bericht über

cas de déviations rachidiennes traitées par la méthode américaine :

1° 9 *janvier* 1878. — Kathe Blechert, quatre ans : mal de Pott. L'enfant cherchait à éviter toute espèce de mouvement. Région dorsale inférieure. Début, trois semaines ; scrofulose. Traitement, diète fortifiante. Terminaison, très légère cyphose de la douzième dorsale. Au milieu de juillet, quand on enleva le deuxième bandage de Sayre, l'enfant pouvait marcher et se mouvoir sans douleur ; la pression sur la région malade, réveillait une légère douleur ; c'est pourquoi on applique un troisième corset plâtré.

2° 22 *janvier* 1878. — Augusta Kadeveit, vingt-deux ans ; cyphose de Pott ; peu de phénomènes inflammatoires. Siège, milieu de la région dorsale. Début, sept ans. Étiologie inconnue. On applique un corset plâtré. Quelques mois après, la malade se levait sans bandages ; elle a porté le bandage pendant six semaines ; elle vient nous prier de lui en mettre un deuxième pour lui permettre de marcher et de travailler.

3° 16 *juillet* 1878. — Joseph Schmidt, vingt-deux ans : cyphose de Pott ; abcès par congestion ; lymphadénome du cou. Siège, partie inférieure de la région dorsale. Début, deux ans et demi. Abcès remarqué depuis un an. Scrofule. Ponction, aspirations, corset plâtré.

L'abcès ne s'est pas renouvelé : le malade marche sans souffrir avec sa cuirasse.

4° 30 *août* 1878. — Paul Klinger, six ans ; cyphose de Pott, à la partie inférieure de la région dorsale. Début,

die Thätigkeit der Königl. ch. Palikl. zu Königsberg, 1878. *In Deutsche Zeitschrift f. chirurgie von Huetter and Lücke*, XIII, Bd. 1880. p. 467.

trois ans ; deux bandages de Sayre, le premier au moment de l'entrée à l'hôpital, le deuxième au commencement d'octobre ; la cyphose ne s'est pas modifiée, mais le malade peut marcher beaucoup mieux qu'auparavant.

Il y a d'autres observations peu importantes que nous passons sous silence.

En somme, la méthode américaine a été appliquée, avec cette modification, qu'on s'est servi quelquefois de silicate de potasse au lieu de plâtre. En versant de l'alcool sur le silicate, il devient rigide aussitôt ; on n'interpose pas de petites attelles en fer blanc, mais de petits carrés trempés dans le plâtre, trois ou quatre sur les côtés, un sur le sternum.

Jamais les malades n'ont été anesthésiés.

Pendant la suspension les mains des malades prenaient quelquefois une teinte bleuâtre, mais il n'existait pas de sensation de douleur.

La respiration devient abdominale ; l'anus et le périnée s'élèvent d'une façon synchrone aux battements du cœur; si on presse au niveau du périnée, on détermine un sentiment de suffocation. Stetter pense qu'il n'y a pas de cuirasse plâtrée qui immobilise absolument les côtes, et il croit que c'est là un fait heureux.

Pour lui, le corset agit non seulement en immobilisant relativement les côtes, mais encore en prenant un point d'appui fixe sur le bassin. Par la méthode de Sayre, il a obtenu d'heureux résultats qui ne feront qu'augmenter tous les jours.

Stetter cite quelques cas de scoliose : trois fois, on a employé le corset, pour des scoliotiques, et toujours les douleurs dont souffraient les malades, au niveau de la convexité, ont disparu; les malades demandaient qu'on leur refît leurs bandages au bout de trois mois. C'est pourquoi il considère l'emploi de la méthode, non seulement comme très avantageux, dans les maux de Pott, mais encore dans les scolioses.

Enfin, pour terminer ce long historique de la méthode américaine, que nous avons tâché de faire aussi complet que possible, il ne nous reste plus qu'à analyser les publications de ces derniers temps.

Bradford [1], au sujet du traitement du mal de Pott, arrive aux conclusions suivantes, tirées de son expérience :

1° Les jaquettes sont utiles pour le traitement du mal de Pott, lorsque la carie a son siège au niveau du milieu de l'omoplate;

2° Leur efficacité ne dépend ni de l'immobilisation ni de l'extension, à proprement parler, mais de la fixation dans une position meilleure;

3° Le traitement par le corset exige une grande attention; un mauvais corset est nuisible et trompe le malade comme le médecin.

Kœnig [2] décrit le traitement du mal de Pott par le bandage plâtré de Sayre; il recommande d'ouvrir les abcès par congestion qui progressent; il conseille de faire des incisions au-dessous du ligament de Poupart, sur le bord interne de l'épine iliaque antéro-supérieure, et, de là, en se dirigeant sur une sonde, d'aller vers la région lombaire. Cette dernière incision deviendra la fistule par laquelle le pus trouvera un écoulement.

[1] Bradford. The treatment of Pott's disease by the plaster of Paris jacket. *Boston Med and surg.* journ., Nov. 13.

[2] Kœnig. Ueber die Forhxhrite in der Behandlung des Pettschen Kyphose. *Berl. Klin. Wochens.*

Enfin, nous devons signaler les mémoires de Hunter[1], d'Adams[2], de Jacobson[3], etc., et une nouvelle application du corset plâtré qui a été faite par Wägner et Kœnig[4].

Ces deux auteurs ont fait avec un bonheur différent un bandage plâtré circulaire pour des cas de fracture de la colonne. Le premier a eu un mauvais résultat chez deux malades. Il l'explique : 1° en disant que des fragments osseux ont bien pu s'introduire dans le canal vertébral; 2° en disant que l'épanchement de sang a été augmenté, que les ligaments des tissus intervertébraux ont été déchirés. Voici, du reste, les observations : 1° Fracture de la onzième vertèbre thoracique chez un mineur de trente-huit ans ; paralysie vésicale passagère. Pas d'autres troubles. Corset plâtré le lendemain. Pendant la suspension, la gibbosité s'efface ; mais il se déclare des douleurs modérées qui deviennent si fortes en vingt-quatre heures, qu'on est obligé d'enlever le bandage. 2° Fracture de la dixième vertèbre dorsale chez un mineur de vingt-cinq ans. Pas de troubles nerveux. Après avoir posé un corset de plâtre, on voit apparaître une parésie des jambes, ce qui détermine à enlever le bandage. Au bout de quatorze jours, la parésie a disparu, et, quatre semaines après, comme le malade se plaignait de douleurs dans la colonne en marchant, on lui remet un nouveau corset qu'il porte encore pendant trois mois.

[1] Hunter. The leather jacket in the treatment of spinal curvature. *Boston Med. and surgery*, June 17.

[2] Adams. On the treatment of lateral curvature of the spine by supports, plaster of Paris jacket.

[3] *The Brit. Med. Journ.*, May 1879.

[4] W. fur Behandling der Fracturen der Wirbebsoüb mit dem Sayrescher gyps-corset : *Centrablat f. chirurgie*, n° 46. Kœnig, fr der Thoraxgyps-verband der fracturen der Wirbelsaüb. *Centralblat f. chirurgie*, n° 7.

Voici maintenant le cas de Kœnig :

1° Maçon, vingt ans; fracture de la huitième vertèbre dorsale sans paralysie manifeste. Le blessé ne peut ni marcher, ni se tenir debout; le décubitus dorsal dans un corset plâtré remet si vite le blessé qu'au bout de trois semaines il se lève; au bout de quatre semaines et demie, on enlève le bandage et on constate la guérison.

2° Maçon, vingt-huit ans; fracture de la deuxième vertèbre lombaire avec cyphose. Vifs fourmillements aux membres inférieurs avec diminution de la sensibilité. Au bout de trente jours, le malade pouvait marcher. Au bout de cinq semaines et demie, on enlève le bandage. Guérison.

3° Garde-frein, trente-huit ans; fracture des neuvième et dixième vertèbres dorsales, fracture des huitième neuvième, dixième côtes, avec hémo-pneumothorax. Au bout de huit jours, névralgie crurale à gauche, et huit jours après, paralysie. Comme les phénomènes thoraciques rétrocédaient, on recourut au bandage plâtré, et dès le lendemain, les phénomèmes nerveux avaient disparu. Pour remplacer la suspension, l'auteur recommande une planche longue, horizontale, sur laquelle une deuxième planche tombe verticalement ou obliquement.

Telles sont les cinq observations qui nous ont paru intéressantes puisqu'elles prouvent la tendance qu'ont les chirurgiens à se servir du plâtre dans les appareils immobilisateurs des membres et du tronc; si, en effet, il est prouvé (nous croyons l'avoir démontré par nos observations) que le plâtre immobilise le thorax mieux que tout autre appareil, pourquoi ne l'emploierait-on pas d'une façon générale dans tous les cas où un appareil immobilisateur est nécessaire? Ce qui est certain, c'est que l'usage du plâtre pour la confection des appareils inamovibles, dans les hôpitaux de Lyon, tend à se répandre de plus en plus [1].

[1] Tous les ouvrages publiés par Sayre se trouvent à Londres. *Smith, Elder, and Co's publications.*

CHAPITRE III

Manuel opératoire. — Mode d'action de la méthode.

Dans la méthode de Sayre, il y a deux éléments à considérer : la suspension et le moyen d'immobilisation, le corset plâtré.

1° *La suspension.* — Elle se fait par la tête et les aisselles, et son but est de réduire au minimum les incurvations du rachis.

2° *Le corset plâtré.* — Son but est de fixer la poitrine dans cette position conquise.

Nous allons exposer le *modus faciendi* de la Charité.

L'appareil à suspension se compose, d'après les modifications apportées par M. Fochier à l'appareil primitif des anciens, d'une plaque en tôle modelée et matelassée, embrassant toute la mâchoire et l'occiput.

Latéralement l'appareil présente deux courroies en anses, à travers lesquelles le malade peut passer les bras;

une moufle attache cet appareil soit au plafond, soit à un trépied. Le malade peut ainsi tirer lui-même sur la corde de la moufle, et c'est là précisément ce qu'il y a de nouveau dans la méthode américaine. Si Glisson, en effet, avait, au milieu du dix-septième siècle, inauguré l'escarpolette anglaise, si, plus tard, les chirurgiens avaient appliqué la suspension par le collier de Nuck, au traitement des déviations de l'épine, aucun n'avait songé à l'auto-suspension *(self-suspension)* à laquelle Sayre a été amené par une théorie pathogénique qui lui est personnelle; pour lui, le muscle grand dentelé serait l'agent de la déviation latérale la plus fréquente (à convexité dorsale à droite) (Fochier, *in Lyon Médical*, 1879). Pour cela, il suffit de considérer que le grand dentelé, en prenant son point fixe sur le bord spinal de l'omoplate, élève les côtes dans des conditions spéciales, où chaque côte peut être considérée comme un levier du premier genre ayant son point d'appui sur l'apophyse transverse de la vertèbre dorsale correspondante, sa puissance à l'insertion de la digitation du grand dentelé et sa résistance au niveau de l'articulation de la tête de la côte avec les corps vertébraux.

A chaque effort inspiratoire, la côte tendra donc à refouler les corps vertébraux ; si cette poussée latérale est égale des deux côtés, il n'y aura pas de déviation possible; mais si le bord de l'omoplate est plus rapproché de l'épine à gauche qu'à droite, le grand dentelé gauche agira avec plus de puissance que le droit et refoulera le corps des vertèbres à droite, ce qui est en accord avec la torsion autour de l'axe que subit la colonne ; or c'est là une conséquence de la mauvaise habitude que prennent fréquemment les sujets prédisposés à la scoliose. C'est en raison de cette théorie que Sayre fait pratiquer l'auto-suspension dans les cas de scoliose à convexité dorsale droite, la main gauche étant plus élevée que la droite.

Quoi qu'il en soit de cette théorie très ingénieuse, qui explique jusqu'à un certain point la rotation des vertèbres autour de leur axe vertical, il est certain que les effets obtenus par la pratique qui en découle sont très heureux. Ainsi M. Fochier cite l'observation d'une jeune fille à scoliose dorsale à convexité à droite, qui, exagérant la recommandation qu'on lui avait faite de mettre la main gauche plus haut que la droite, se présenta trois mois après, non seulement avec une disparition complète de sa courbure dorsale, mais encore avec une accentuation de la courbure lombaire à convexité gauche, qui existait le jour de la mise en appareil.

Nous devons dire que cette malade se suspendait six fois par jour, presque exclusivement avec la main gauche.

Du reste, au bout de un à deux mois, cette convexité lombaire artificielle disparut complètement, après quelques séances de suspension, la main gauche étant au même niveau que la droite.

L'appareil dont on se sert à la Charité est constitué par un système de pièces embrassant la mâchoire inférieure et la nuque, et soutenant le malade par les aisselles. Les deux pièces qui doivent être placées sous le menton ou sous la nuque sont reliées entre elles par une lanière transversale percée de trous, fixée sur l'une d'elles, et allant s'attacher à l'autre au moyen d'une boucle. De cette façon, on peut agrandir l'appareil suivant le diamètre antéro-postérieur, et le diminuer suivant les sujets.

Les pièces qui supportent les aisselles offrent la forme

d'une anse embrassant la région par sa partie rembourrée. Le tout va se fixer à une charpente en métal, qui s'attache à la moufle au moyen d'un crochet. Du reste, le lecteur trouvera à la fin de notre mémoire la photographie de cet appareil qu'il est facile de faire fabriquer chez tous les orthopédistes. On n'a plus qu'à tirer sur la corde qui fait jouer la moufle pour pratiquer la suspension.

Passons maintenant à l'étude du corset plâtré, qui doit fixer la poitrine dans une position conquise. Quelques préparatifs sont nécessaires; il faut se procurer un bonnet de coton (*vulgo* casque à mèche) ; on en coupera les deux extrémités et on introduira pour ainsi dire à frottement la cage thoracique du malade dans ce cylindre élastique qui ne doit pas former de plis lorsqu'il est appliqué sur le tronc ; pour cela il suffit, pour la partie supérieure, de fixer deux bretelles qui partent des bords supérieur et antérieur du maillot, passent sur les épaules et vont s'attacher sur leurs bords supérieur et postérieur ; une disposition analogue fixe le maillot par sa partie inférieure.

Il faudra, de plus, préparer plusieurs bandes de tarlatane, en nombre plus ou moins grand, suivant l'âge du sujet; la largeur de ces bandes est en général de $0^{m},10$, leur longueur, de 2 à 3 mètres; elles doivent être saupoudrées de plâtre.

Deux cuvettes, l'une pleine d'eau, l'autre pleine de plâtre délayé, doivent être à la portée de la main du chirurgien. Enfin, un ballon ovale et aplati sera nécessaire.

Tous ces préparatifs étant faits, il faudra procéder de la façon suivante :

Le malade est amené dans un appartement à une température suffisamment élevée ; il est déshabillé. On lui applique le maillot ; puis on glisse sur la face thoracique, entre elle par conséquent et la peau, une légère couche de coton au niveau des épines iliaques, ainsi qu'au niveau et tout autour de la gibbosité.

Les Anglais emploient le *corn-plaster* qui n'est autre chose que du feutre épais qui devient adhérent à la peau par une de ses faces lorsque cette dernière a été plongée dans l'eau.

Pour protéger la gibbosité contre la pression de l'appareil, on taille dans le feutre un trou qui reproduit autant que possible la forme de la gibbosité.

Puis on introduit le ballon en caoutchouc à plat au niveau de la région épigastrique ; son tube en caoutchouc vient prendre en avant entre les cuisses du malade ; on le gonfle et on fixe le maillot par les pattes dont nous avons parlé, au niveau du périnée et des épaules. Ceci fait, on procède à la suspension qui doit être pratiquée, cela va sans dire, à jeun. Le malade est saisi à la nuque, au menton, et sous les aisselles pour le mal de Pott ; pour le scoliose, par la nuque et le menton seulement. Puis avec la corde chargée de faire jouer la moufle, il est élevé lentement et d'une façon continue à une hauteur convenable pour rendre facile l'exécution du corset. La corde est fixée à un clou planté à un mur. On la confie à un aide qui devra le maintenir fixe, ou au malade lui-même ; puis, pendant qu'un aide tient le malade pour qu'il ne fourne pas, sous l'impulsion de l'opérateur, celui ci après avoir mouillé et exprimé une bande saupoudrée de plâtre sec, l'applique de la main droite autour du thorax en commençant par les épines iliaques.

On place ainsi une ou deux bandes qui doivent recouvrir le patient, depuis les grands trochanters jusqu'aux aisselles, puis on applique sur elle du plâtre à l'état pâteux, ou bien on les saupoudre de plâtre pulvérulent qu'on lisse aussitôt à l'aide d'une éponge mouillée. On place ensuite trois ou quatre bandes, une nouvelle couche de plâtre à l'état pâteux, et on lisse le corset avec une éponge pour le rendre plus agréable à l'œil.

Dix ou quinze minutes suffisent pour la confection de ce corset et le durcissement du plâtre. Dès qu'il est sec (dix à quinze minutes), on laisse échapper l'air du ballon et on l'enlève facilement par la partie inférieure; on coupe les bretelles qui avaient servi primitivement à fixer le maillot; avec de forts ciseaux, on pratique des échancrures sous les aisselles de façon à permettre le mouvement des bras et des cuisses et l'appareil est terminé. Tel est, brièvement exposé, le manuel opératoire.

Il nous reste à dire maintenant quelles sont les précautions à prendre dans les différents cas particuliers qui peuvent se présenter, et à décrire l'appareil imaginé par Sayre dans le cas de lésion siégeant au niveau des régions dorsale, supérieure et cervicale. Nous verrons ensuite quel est le mode d'action de cet appareil, quels sont ses inconvénients et ses avantages.

Si la lésion intéresse les vertèbres dorsales supérieures ou verticales, on comprend facilement que l'usage du corset plâtré sera inutile ou insuffisant. Aussi Sayre y adjoint un instrument particulier qui consiste en trois pièces de fer malléables, unies, et dont la courbure s'adapte parfaitement à celle du dos. A ces trois pièces, qui entourent la partie supérieure du dos à la façon de trois demi-cercles, est adaptée une tige en fer qui part du milieu des demi-cercles pour s'élever verticalement jusqu'au niveau du plan supérieur de la tête. Cette tige de fer se recourbe en avant jusque sur le front et présente à son extrémité antérieure une courroie en anse qui va passer sous le menton. En un mot, c'est la minerve classique. (Voir à la fin du mémoire.) Mais la contection de ces corsets n'est point chose aussi aisée qu'on pourrait se l'imaginer au premier abord ; ils réclament une main chirurgicale prudente et exercée.

L'introduction au niveau de l'épigastre d'un pessaire qui est ensuite gonflé est nécessaire, car le vide qu'il laisse après son ablation est destiné à permettre le jeu de la respiration et de la digestion.

Jusqu'où doit-on faire descendre le bandage? En avant jusque sur les épines iliaques antéro-supérieures, sur les parties latérales et postérieures, jusque sur les saillies trochantériennes qui servent de crans d'arrêt autour du pulvis ; à la partie supérieure, il faut faire remonter aussi haut que possible le corset, c'est-à-dire, jusqu'au niveau du tendon du grand pectoral, puis il faut avoir soin d'échancrer sous les aisselles jusqu'à ce que les malades déclarent qu'ils n'éprouvent aucune gêne en ce point.

S'il y a quelque apophyse épineuse très saillante, au niveau desquelles les parties molles sont plus ou moins enflammées, on les protégera par de petits coussinets de coton.

Si au bout de quelques jours, les épines iliaques étaient douloureuses, on interposerait un peu de coton entre elles et le corset.

Enfin, s'il s'agit d'une jeune fille qui a les seins développés, il faudra glisser du coton à ce niveau, en ayant soin de l'enlever avant la dessiccation complète de l'appareil et d'exercer une légère pression au niveau du sternum dans le but de déprimer la partie centrale du corset et d'éviter la compression des seins.

En dehors des crêtes iliaques, le bord inférieur du corset plâtré doit se dévier légèrement en dehors. De cette façon, on offre aux vêtements du malade un solide point d'appui.

Au niveau des flancs, le corset doit, pour ainsi dire, pincer la taille et prendre sur les côtes iliaques un solide point d'appui. Des fenêtres pratiquées après la confection de l'appareil permettront de panser les plaies s'il y en a (abcès, fistule). Si, enfin, au bout de quelques jours, les malades se plaignaient d'une douleur vive en un point quelconque du tronc, il ne faudrait pas hésiter à couper le corset et à en faire un autre dont la confection devrait être surveillée avec soin. Si, au contraire, le malade se trouve bien dans le corset, ce qui est la règle, on le lui laissera deux à trois mois, et on lui en fera un nouveau, puis trois, puis quatre, jusqu'à complète guérison.

En résumé donc, toutes les fois que l'auto-suspension sera jugée nécessaire, c'est-à-dire dans les déviations rachidiennes idiopathiques, le malade tirera lui-même sur la corde de la moufle, en ayant soin de tenir ses bras aussi élevés et éloignés de la tête que possible [1]. De plus, il faut que la main la plus élevée sur la corde corresponde au

[1] En effet, dans cette situation, les muscles du thorax (grand pectoral, grand dorsal, grand dentelé) entrent en jeu et soulagent ainsi les ligaments cervicaux, dont la distension trop forte pourrait amener des accidents.

côté où siège la concavité de la région dorsale. Le malade s'élèvera ainsi jusqu'à ce que les pieds ne touchent plus le sol que par la pointe; puis, dans cette position, il fera plusieurs grandes inspirations ; cette manœuvre sera répétée plusieurs fois de suite, pendant quelques minutes : on pourra faire deux, trois, quatre séances par jour. Il est bon de faire faire ces exercices quelques jours avant l'application du premier corset, de les faire continuer lorsque le malade en est revêtu et même quelque temps après la guérison de la scoliose, c'est-à-dire après le dernier corset. En général, les résultats immédiats de la suspension sont une correction des courbures anormales, une augmentation dans la circonférence de la poitrine, et une diminution correspondante dans celle de la taille.

Pour le mal de Pott, il est important que la pendaison se fasse lentement, graduellement ; en effet, les secousses trop brusques, sont quelquefois douloureuses et peuvent même occasionner de graves accidents; il faut soulever le malade jusqu'à ce qu'il se sente parfaitement à son aise. Si c'est un enfant qui ne sait pas se rendre compte de ses sensations il faut savoir lire sur son facies l'expression du bien-être qui ne tarde pas à s'y peindre. La corde de la moufle est fixée à un clou ou confiée à un aide, puis on fait le corset; il va sans dire que s'il existe un abcès, on devra le ponctionner avec un appareil aspirateur en s'entourant de toutes les précautions antiseptiques, avant d'appliquer le corset.

MODE D'ACTION DE LA MÉTHODE DE SAYRE SUR QUOI EST-ELLE BASÉE ?

Voici comment Sayre raconte qu'il fut amené à imaginer le corset plâtré, combiné avec la suspension.

Jusqu'à la fin de l'année 1874, il faisait coucher le malade atteint de mal de Pott en travers, sur ses genoux; puis il embrassait les parties postéro-latérales du tronc dans une gouttière de plâtre, et serrait le corset en avant avec des bandes élastiques.

Au mois de novembre 1874, on lui amène un malade qui était atteint de mal de Pott au niveau des trois dernières vertèbres dorsales, avec paralysie partielle du rectum et d'une jambe. Les parents de l'enfant étaient pauvres; Sayre eut alors l'idée du corset plâtré. Il fit suspendre l'enfant, et immédiatement les mouvements devinrent plus faciles dans les muscles paralysés, la douleur diminua, la respiration devint plus facile ; il entoura alors le tronc de bandes humides saupoudrées de plâtre ; le malade put aussitôt marcher facilement. Toutefois, Sayre craignant que la respiration ne fût trop gênée, fit une entaille à l'appareil, depuis le sommet du sternum jusqu'au pubis. Il nota cependant un point important : *l'enfant ne se sentit pas plus soulagé après qu'avant l'incision faite sur le devant du corset.*

Depuis cette époque, le professeur américain n'employa plus que ce procédé dans le traitement du mal de Pott. Plus de trois cents cas traités avec succès l'ont confirmé dans son opinion. Voyons sur quoi elle est fondée.

De l'avis de tous les chirurgiens, la première indication

dans le traitement du mal de Pott est d'immobiliser le rachis et de prévenir la pression réciproque des corps vertébraux; la suspension ne remplit-elle pas la deuxième de ces indications ? On ne saurait le nier, pas plus qu'on ne nie les heureux résultats obtenus par l'extension dans les lésions articulaires inflammatoires des membres. Et le corset, en soutenant la partie supérieure du tronc, n'empêche-t-il pas l'écrasement de la partie malade ? Ne remplace-t-il pas avec avantage, cette attitude particulière du malade, qui consiste à arc-bouter les membres supérieurs sur les cuisses, dans le seul but de transmettre aux cuisses le poids des parties céphaliques ?

Ce serait là, d'après M. Lannelongue (*Société de chirurgie*, 27 novembre 1877), le véritable mode d'action du corset plâtré.

On peut dire, en quelque sorte, que la partie supérieure du corps est soutenue par un très grand nombre de béquilles, de supports partant des parties inférieures du corset, c'est-à-dire de la ceinture pélvienne et allant s'appuyer sur le sternum.

Si maintenant on veut bien observer que le thorax revêtu des parties molles a la forme d'un cône à sommet dirigé vers le bassin, on remarquera que le corset ayant la même forme, mais immuable, arrêtera le cône thoracique s'il tend à descendre, multipliera les points de contact à une pression constante, puisqu'il est exactement moulé sur le thorax et formera, ainsi à ce dernier, un mode de sustentation facile. Pour la scoliose, Sayre, accepte pleinement la théorie musculaire et pense que les lésions osseuses ou cartilagineuses, quand elles existent, sont toujours secondaires. Il fait jouer, au grand dentelé, ainsi que nous l'avons exposé plus haut, un rôle prépondérant dans l'étiologie de la scoliose dorsale, à convexité droite. D'après lui, quand la colonne vertébrale est courbée par une action musculaire irrégulière, le poids de la tête et des membres supérieurs fait naître des courbures en sens inverse, au-dessus et au-dessous du point incurvé, en même temps qu'il imprime au rachis un mouvement de rotation sur son axe.

Le docteur Judson a donné de ce fait une démonstration expérimentale, facile à répéter. On fixe à un support un rachis frais, aux apophyses transverses duquel sont attachées des ficelles représentant ses puissances musculaires; cela fait, on fait des tractions latérales en un point, puis on presse sur sa partie supérieure et bientôt on voit se produire des incurvations alternes et contraires accompagnées de rotation proportionnelle des vertèbres autour de l'axe vertical. Tous les efforts de pression directe sur ces courbures ne parviennent pas à les redresser, tant que la partie supérieure du rachis est soumise à une pression : si la pression supérieure est enlevée, le redressement par pression directe devient facile.

Cette expérience de Judson, justifie ses paroles dans le *Tr. of the New-York Academy of Medecine :* « La ligne des apophyses épineuses fait partie des parois postérieures de la poitrine et de l'abdomen, et, à ce titre, est fixée dans le plan médian du corps, tandis que la partie antérieure de la colonne, s'avançant dans la cavité thoraco-abdominale, dépourvue d'attaches latérales, est libre et peut se mouvoir à droite et à gauche de la ligne médiane. »

L'indication consiste donc, si l'on veut traiter les scolioses, autrement que dans la position horizontale, à reporter le poids du corps en arrière sur la ligne des apophyses épineuses, pour laisser libres d'évoluer plus librement les parties les plus déviées, c'est-à-dire les corps vertébraux (Fochier, *in Lyon Médical*, 1879), et à le transporter des corps vertébraux sur la totalité de la surface du tronc. Or, le corset plâtré, supportant lui-même le poids du corps par toutes les surfaces qui viennent se comprimer sur sa face interne remplit aussi complètement que possible cette indication.

CHAPITRE IV

Observations. — Maux de Pott. — Scolioses.

Le procédé que nous avons employé pour mesurer les déviations de l'épine dans les scolioses est celui qu'a préconisé M. Fochier, dans un article déjà cité du *Lyon Médical*, 1879. On trace sur la peau, au moyen d'un fil à plomb, une ligne droite partant de la septième cervicale et aboutissant au commencement du sillon interfessier; ce fil est déprimé au niveau de la lordose lombaire normale, puis reporté sur une feuille de papier après réduction.

Avec une plume, on suit la ligne des apophyses épineuses, et l'on a ainsi une courbe qui coupe la ligne droite primitive en certains points dont il est facile de mesurer la distance à la septième cervicale; puis on mesure les flèches des arcs de la courbe et on reporte ces mensurations sur le papier. On obtient aussi une ligne courbe qui reproduit aussi exactement que possible la ligne des apophyses épineuses. Cela fait, on pratique la suspension, on fait le corset ; le deuxième, le troisième, le quatrième corsets qu'on fait successivement sont des témoins des progrès réalisés. C'est de cette façon que nous avons procédé pour toutes nos observations ; pour l'une d'entre elles, celles que M. Vincent a publiées dans le *Lyon Médical* du mois d'août 1881, deux dessins montrent le succès obtenu.

OBSERVATIONS DES MAUX DE POTT

Observation I. — *Mal de Pott.* — Pierre L., âgé de sept ans, entre à l'hôpital de la Charité, le 17 juin 1881, salle Saint-Pierre, n° 25. Les premiers symptômes de l'affection datent de quatorze mois. A cette époque, ce malade fit à la Charité un premier séjour : il était alors paraplégique, avec incontinence des matières fécales et de l'urine et douleurs dans les membres inférieurs : il présentait en même temps une gibbosité dont le sommet était formé par la troisième vertèbre lombaire : la gibbosité avait la forme d'un cône dont la hauteur aurait été de un centimètre et la base de cinq à six centimètres ; au-dessus et au-dessous d'elle existaient deux courbures en sens inverse.

A ce moment, application d'un premier corset plâtré pendant la suspension.

Quelques jours après, l'enfant qui était paraplégique, put marcher sans difficulté. L'incontinence des matières fécales et de l'urine, cessa ; l'état général devient meilleur. Trois mois après, le malade revient à l'hôpital. On coupe le corset et on constate que la gibbosité est dans le même état ; mais la pression en ce point n'est plus douloureuse, les courbures de compensation ont disparu. On fait prendre trois ou quatre bains sulfureux à l'enfant qui revient, quatre jours après, réclamer un deuxième corset. Celui-ci est gardé jusqu'au 17 juin 1881.

A ce moment, troisième corset, qui est aussi parfaitement supporté.

Ce malade est revenu à la Charité dans les premiers jours d'octobre 1881 ; son état est excellent ; toute douleur, tous symptômes antérieurs ont disparu : seule, la gibbosité persiste.

L'enfant marche très bien, sans corset. La guérison peut être considérée comme définitive.

OBS. II. — *Mal de Pott.* — Le 18 juin 1880, M. F., du Puy, arrive dans le cabinet de M. Fochier et présente les symptômes suivants : Tout le thorax est projeté en masse à droite par suite d'une inflexion à convexité gauche de la région lombaire et dorsale inférieure : une faible courbure de compensation à convexité droite s'établit dans la région dorsale supérieure, et néanmoins est tellement insuffisante, que l'épaule droite reste à trois ou quatre centimètres plus bas que l'épaule gauche.

La tête est renversée sur la ligne médiane par une courbure de la région cervicale très accusée : inutile presque d'ajouter que cette courbure de la région cervicale est une courbure d'attitude qui disparaît aussitôt qu'on fait hancher le malade sur la jambe gauche.

On avait affaire à une scoliose ; mais le défaut de compensation, le siège peu habituel de la courbure principale, la rapidité de l'établissement de la scoliose, attendu qu'elle datait de trois mois, faisait tout de suite penser à une scoliose symptomatique : tel n'avait pas été l'avis de plusieurs chirurgiens, qui avaient fait le relevé cyrtométrique du thorax.

En cherchant le long de la colonne vertébrale, on trouvait la sixième vertèbre dorsale qui faisait une saillie très légère, qui avait passé inaperçue ; à ce niveau, la percussion profonde avec le poing ne réveillait aucune douleur ; le malade n'avait jamais éprouvé la moindre douleur locale, la moindre névralgie intercostale ; il accusait cependant un symptôme qui a une valeur sérieuse dans le diagnostic du mal de Pott de la région dorsale supérieure (Fochier). Lorsque le malade faisait un saut, il était pris d'une angoisse précordiale et d'un état de suffocation qui durait quelques minutes. Le diagnostic porté fut : *Scoliose symptomatique d'un mal de Pott probable : nécessité de surveiller la saillie épineuse.*

Le traitement indiqué fut : huile de morue, iodure de fer, bain sulfureux et corset tuteur à béquilles ; les béquilles furent naturellement posées égales, malgré l'abaissement considérable de l'épaule droite.

La déformation de l'épine s'accentua pendant l'hiver, à tel point, que sur les instigations d'un médecin, qui crut alors à une fracture de la colonne vertébrale, vicieusement consolidée, le malade fut amené à Paris.

La scoliose, à ce moment, avait disparu ; le professeur parisien qui fut chargé de ce traitement accepta, sans doute par confiance confraternelle, le diagnostic porté par son confrère de province, et fit fabriquer un corset en cuir moulé, corset de Mathieu.

Le malade, revenu chez lui, ne put supporter ce corset et reprit le corset à béquille ; mais la difformité augmentant toujours, il revint se mettre entre les mains du chirurgien, qui lui avait affirmé, le premier, le mal de Pott.

A ce moment, 20 juin 1881, la difformité était considérable, à tel point que la région supérieure de la région dorsale formait, avec la portion inférieure, un angle de plus de 60°. Le tracé cyrtométrique de la courbure de l'épine fut pris : l'état général était mauvais, un état d'oppression et d'angoisse presque continu, était le phénomène le plus pénible pour le malade, attendu qu'il n'y avait pas même à ce moment de névralgie bien accusée.

Application d'un corset plâtré, avec la suspension incomplète par la tête et les bras. Le malade supporte assez bien cette première application. La sensation d'oppression et d'angoise disparait, cependant les mouvements respiratoires restent rapides, Le malade revient, seulement deux mois après, le 30 août 1881.

L'état général s'est considérablement amélioré ; l'appétit est bon, le teint coloré, la courbure n'a pas augmenté de la moindre quantité. On réapplique un autre corset ; mais à la fin de l'application, le malade prend une syncope qui oblige à l'étendre, avant que le plâtre ait fait sa prise ; cette syncope n'a pas de suite ; le corset parait avoir conservé son intégrité ; cependant l'accident avait nui à la solidité, et on fut obligé de le refaire, le 15 septembre 1881. La courbure n'avait pas augmenté; mais l'état général avait subi, sous une influence difficile à apprécier, une déchéance véritable. Ce corset fut fait, en prenant la précaution de supprimer les anneaux axillaires, qui comprimaient, par la conformation thoracique du malade, le paquet vasculo-nerveux de l'aisselle, et amenaient ainsi des troubles de la sensibilité. Malgré cette précaution, nouvelle syncope à la fin de l'application. Pas de suite grave. Ce corset est gardé jusqu'au 17 octobre 1881, jour où on fait un nouveau corset, dans une chambre plus grande, plus aérée, et en ne faisant de la suspension que par la tête, les bras étant simplement relevés ; pas de syncope, la courbure était la même. L'état général s'était amélioré.

Ce qu'il y a à retenir dans cette observation, c'est la scoliose symptomatique qui a marqué le mal de Pott au début, l'insuffisance bien constatée des appareils orthopédiques les plus compliqués, les plus soigneusement faits et le succès réel du corset plâtré, pour empêcher un mal de Pott, rapidement progressif, de s'étendre.

Obs. III. — *Mal de Pott.* — Édouard B..., âgé de sept ans, né à Villeurbane (Rhône), entre salle Saint-Pierre, n° 42, hospice de la Charité, le 18 juillet 1881. Ce malade, qui n'a aucun antécédent héréditaire, a fait déjà trois séjours à la Charité ; le premier, il y a un an et demi pour une cyphose siégeant au niveau de la dixième vertèbre dorsale, dont l'épine forme le sommet de la gibbosité ; au-dessus et au-dessous du point malade, existent deux courbures de compensation, dont l'inférieure est surtout marquée par la disposition de la lordose lombaire normale et son remplacement par un commencement de cyphose. Le malade se plaint de douleurs thoraciques et de fatigue dans les membres inférieurs après quelques heures de marche. Premier corset, après suspension, en avril 1880. Il est très bien supporté. Les douleurs disparaissent. La marche devient facile. L'état général s'améliore.

Trois mois plus tard, au commencement de juillet 1880, on enlève le corset, et on laisse l'enfant privé de soutien thoracique pendant deux jours; mais, le troisième jour, il redemande avec instance un nouveau corset qu'on lui fait le 12 juillet.

En janvier 1881, troisième corset, que le malade garde jusqu'au 18 avril de la même année; à ce moment, voici quel est l'état du malade.

L'état général est excellent, toutes les fonctions s'accomplissent bien.

Du côté de la colonne, la cyphose primitive qui siégeait au niveau de la dixième dorsale, existe toujours; mais la pression n'y réveille aucune douleur, les courbures de compensation ont disparu, en particulier la cyphose lombaire. La marche prolongée est facile. Plus de douleur dans les membres inférieurs. Pour surcroît de précaution, on refait un quatrième corset et on engage le malade, à revenir à la Charité, au commencement du mois de juillet.

Le 18, on enlève le dernier corset, l'état de la colonne est le même qu'en avril. La santé générale est parfaite. L'enfant court, saute, fait de longues marches sans fatigues.

La guérison est considérée comme définitive.

Exeat, sans corset.

Obs. IV. — Communiquée par M. Vincent, recueillie par M. Gouilloux, interne du service. — *Mal de Pott.* — Ernestine M..., née à Vouillou (Indre), vingt-deux ans, entre à l'Hôtel-Dieu, salle Saint-Anne, n° 4, le 18 juillet 1881. Mère vivante, de constitution faible. Père mort à trente-neuf ans, de sa neuvième fluxion de poitrine, au dire de la malade. Deux frères âgés de sept et quinze ans, bien portants.

Pendant sa jeunesse, pas de symptôme de scrofule, à l'âge de sept ans, affection ayant duré trois mois, caractérisée par de la dyspnée, des points de côté à gauche et traitée par des vésicatoires multiples. Bronchites fréquentes, surtout l'hiver ; quelquefois points de côté à gauche. Réglée depuis l'âge de quatorze ans, un peu irrégulièrement, pertes blanches avant et après.

Depuis dix-huit mois environ, douleur à la partie inférieure de la région dorsale. La malade souffre surtout pour se plier, s'asseoir, marcher. Elle pouvait cependant continuer sa profession de domestique.

A la fin de juin 1880, chute dans un escalier, la colonne vertébrale ne porta pas, mais en essayant de se relever, la malade ne le put, et s'aperçut qu'elle avait la colonne comme pliée.

A partir de ce moment, imposibilité de quitter le lit, douleurs en ceinture, douleurs lancinantes dans les membres inférieurs, spontanés et réveillés par la pression. Pas de paralysie.

En juillet 1880, application de pointes de feu, au niveau de la gibbosité. Amélioration progressive jusqu'en novembre. La malade reprend son travail quelques jours ; mais bientôt elle y renonce pour aller à l'hôpital de Vichy ; là, elle est immobilisée dans une gouttière Bonnet, badigeonnages à la teinture d'iode. Pas d'amélioration jusqu'au mois de mars 1881. Au contraire, l'état général devient mauvais.

La malade est alors amenée auprès de M. Vincent, qui lui fait un bandage plâtré, d'après la méthode de Sayre.

A ce moment, grande faiblesse dans les membres inférieurs, difficulté de faire quelques pas, troubles gastriques, vomissements fréquents spontanés et provoqués par le moindre effort pour rester assise. Douleurs dans les membres inférieurs, dyspnée, pas d'anesthésie.

Les jours qui suivent l'application du bandage, amélioration rapide, marquée par la diminution des douleurs et la possibilité de rester levée, d'abord quelques heures, puis presque toute la journée. Les huits premiers jours, le repos est suivi de gêne, à l'épigastre, congestion de la tête. Le dixième jour, ces symptômes disparaissaient.

Actuellement, 18 juillet 1881, état général bon; plus de dyspnée. Plus de douleurs dorsales spontanées, elles ne sont réveillées que par une marche longue. La malade travaille presque toute la journée à la couture : or, tout travail était impossible au mois de mars, après le traitement par la gouttière.

Cependant, depuis quelques jours, la malade se sent mal soutenue par son bandage, qui s'est un peu élargi. Elle a ressenti dans la jambe droite quelques douleurs.

25 juillet. — Depuis que la malade est à l'hôpital, elle porte son bandage coupé sur le côté et retenu par plusieurs tours de bande. Chaque matin, elle le quitte pour prendre un bain, mais elle demande un autre corset parce qu'elle se sent moins bien depuis que le sien ne la maintient plus aussi bien.

Examen de la colonne dorsale, gibbosité au niveau des dixième et onzième vertèbres dorsales, qui forme une saillie égale séparée par une dépression. Bourse séreuse sous-cutanée appréciable par le glissement de la peau à ce niveau. Au-dessus de la gibbosité, légère déviation à convexité terminée à gauche ; au-dessus, convexité dirigée à droite. Douleur à la pression des neuvième, dixième, onzième et douzième vertèbres dorsales. Respiration normale.

On fait un nouveau corset de plâtre. Le bandage remonte jusqu'au niveau de l'acromion.

28 juillet. — Le corset est très bien supporté ; pas de troubles dyspeptiques, comme après l'application du premier corset, on fait cependant au niveau du creux épigastrique, une fenêtre ovale ayant dix-huit centimètres dans le sens horizontal et douze dans le sens vertical. La malade marche, sans douleur, l'état général est excellent. Exeat.

Obs. V. — *Mal de Pott.* — Ernest M..., demeurant à Lyon, rue Montebello, 3, âgé de neuf ans, quatre mois, entre à la Charité, salle Saint-Pierre, 41, au mois de juillet 1879. Deux sœurs bien portantes. Père mort d'une affection du foie, à l'âge de quarante-deux ans. Mère bien portante. Vacciné. Bonne santé habituelle.

Début de l'affection, un mois et demi, marqué par douleur dorsale au niveau des huitième, neuvième, dixième vertèbres dorsales, douleur en ceinture, apparition de la gibbosité, sensation de pesanteur dans la fosse iliaque droite.

A son entrée à la Charité, au mois de juillet 1879, voici ce qu'on constate : Gibbosité, comprenant les neuvième, dixième, onzième vertèbres dorsales, abcès volumineux de la fosse iliaque droite, s'accompagnant de douleurs lancinantes. Impossibilté de la marche.

Abaissement de l'épaule gauche, flexion de la partie antérieure gauche du thorax. Élévation de l'épaule droite, convexité de toute la partie droite du thorax. État général mauvais, perte de l'appétit et des forces, amaigrissement prononcé.

M. Fochier, fait une ponction, qui donne issue à un litre de pus; suspension et corset plâtré Devant ce traitement, l'état local et général, se transformait en quelques jours les douleurs disparaissaient. L'appétit revient, la marche est possible. Les deux épaules sont au même niveau. L'enfant sort quelques jours après et garde son corset quatre mois. Après ce laps de temps, il revient à la Charité, le corset est coupé. On constate que la gibbosité à presque disparu ; elle est à peine sensible. Les épines iliaques, les épaules sont sur un même niveau. La démarche est absolument normale. Dans la fosse iliaque droite, fluctuation manifeste.

Une deuxième ponction est faite avec l'appareil Dieulafay et donne un demi-litre de pus *(5 janvier 1880)*.

On refait un deuxième corset. Traitement général, consistant en tonique, fer, huile de foie de morue, et trois mois après (avril 1880), l'enfant revient, l'état est excellent. Les forces sont complètement revenues, plus de fluctuation dans la fosse iliaque. On laisse aller l'enfant sans corset.

Enfin le 21 septembre 1881, c'est-à-dire un an et demi après le dernier corset, nous avons revu le petit malade. Il ne laisse absolument rien à désirer. A la place de la gibbosité primitive, on ne perçoit plus qu'un épaississement de la partie postérieure de trois vertèbres prises : dans la fosse iliaque droite, qu'un léger empâtement, mais pas de fluctuation, aucun symptôme fonctionnel. La guérison est considérée par M. Fochier comme absolue.

Cette observation est vraiment remarquable. Deux corsets ont suffi pour amener une guérison absolue, dans l'espace de huit mois, et dans un mal de Pott douloureux, à marche rapide, et avec symptômes généraux d'une gravité extrême.

Un signe important qui prouve bien que la guérison

est complète, c'est que la percussion profonde au niveau de la gibbosité presque disparue n'est pas douloureuse, que le malade exécute tous les mouvements de flexion de la colonne avec facilité, et qu'enfin il peut sauter d'une certaine hauteur sans réveiller aucune douleur dorsale.

Obs. VI. — *Mal de Pott.* — Joseph B..., salle Saint-Pierre, n° 25, âgé de cinq ans. Pas d'antécédents héréditaires ni pathologiques. Quelques traces de rachitisme; gibbosité considérable au niveau des neuvième, dixième et onzième dorsales, datant de deux ans. Ce malade est mis en gouttière en août 1880. Malgré ce traitement, deux abcès par congestion viennent s'ouvrir au niveau du triangle de Scarpa des deux côtés. C'est à ce moment, le 15 décembre 1880, où on applique le premier corset plâtré. L'épine iliaque gauche était plus élevée que la droite, le ventre proéminant surtout à droite. Pendant la marche, qui est douloureuse, le malade reporte les bras en arrière et quelquefois sur les hanches. La gibbosité était douloureuse spontanément, à la pression. Après l'application du premier corset, les douleurs disparaissent, la marche devient possible facilement, les bras ne sont plus reportés en arrière, l'état général s'améliore. En juillet 1881, deuxième corset. Les trajets fistuleux se sont obstrués. L'enfant peut faire deux ou trois kilomètres par jour sans fatigue. L'état général est excellent.

Obs. VII. — *Mal de Pott.* — Auguste M..., huit ans, salle Saint-Pierre, n° 20, 17 juin 1881.

Début, six mois : on trouve dans l'étiologie un coup de pied dans le dos; après cet accident, troubles du côté de la locomotion, marche difficile, fatigue rapide, rien du côté du rectum ou de la vessie, apparition de la gibbosité, trois mois après l'accident; elle siège au niveau de la première lombaire qui en forme le sommet; empâtement de la région sur une étendue de trois centimètres de rayon; le sommet de la déviation est situé à deux centimètres à droite de la ligne verticale étendue de la septième cervicale; au commencement du sillon interfessier; scolioses de compensation au-dessus et au-dessous.

État général mauvais, la suspension ne change pas la forme de la gibbosité. Après l'application du premier corset, qui est admirablement supporté, les douleurs disparaissent; l'enfant peut marcher facilement, l'appétit revient, l'état général s'améliore rapidement.

Obs. VIII. — *Mal de Pott.* — Scoliose symptomatique. Claudine R..., dix ans et demi, 27 août 1881.

La déviation de la taille a commencé il y a trois mois; on nous dit que l'enfant a été renversée sur une table; qu'elle a éprouvé, à ce moment, de la douleur, et qu'il lui est survenu depuis lors une petite gibbosité sur la colonne. L'exploration fait reconnaître, en effet, une gibbosité au niveau de la dixième dorsale, précédée et suivie d'une lordose peu marquée et d'une scoliose supérieure.

La pression est douloureuse au niveau de la gibbosité; le soir, la malade se plaint de fatigues dans les membres inférieurs.

Application du corset plâtré; quelques jours après, cessation des douleurs de la gibbosité, marche facile, amélioration de l'état général.

Obs. IX. — *Mal de Pott.* — Émilie Tr..., cinq ans, a fait un premier séjour à la Charité, il y a trois mois et demi, salle Sainte-Amélie, 30.

Elle est atteinte d'un mal de Pott dorsal, survenu sans cause occasionnelle appréciable. Traces de rachitisme. Siège de la gibbosité, douzième dorsale. Au début, la marche était assez pénible, l'enfant ne pouvait l'exécuter que les épaules et la tête renversés en arrière, et en balançant les bras et le thorax alternativement. A cette époque, il y a trois mois et demi, application du premier corset. Tout de suite après, la marche devient régulière et sans douleur, mais la mère de l'enfant, lui ayant enlevé son corset, il y a quinze jours, les troubles de la locomotion apparaissent de nouveau et elle se décida à amener la malade à la Charité, où on applique un deuxième corset, qui est suivi de la même amélioration de l'état local et général *(octobre 1881)*.

Le traitement n'est pas encore achevé.

Obs. X. — *Mal de Pott.* — Eugénie B..., dix ans, a fait un séjour il y a cinq mois à la Charité, salle Sainte-Amélie, n° 38. Pas d'antécédents pathologiques; la mère de l'enfant dit que celle-ci est tombée plusieurs fois. Déformation du thorax considérable; marche difficile, toute la partie antérieure du thorax est portée à gauche; de ce côté, la malade se plaint de douleurs très vives; le soir, l'enfant ne peut se tenir sur ses jambes et marche comme un quadrupède, en appuyant les mains sur le sol. Gibbosité à la septième dorsale. On fait un premier corset en avril 1881, et immédiatement après, les douleurs ressenties a gauche cessent, la marche devient plus facile. Après trois mois, on enlève le corset; la petite malade, n'éprouvant plus de douleur, on ne juge pas à propos de lui faire subir un nouveau corset; mais, après deux mois, les douleurs revenant, la colonne s'incurvant, la gibbosité devenant plus saillante, la mère se hâte de faire appliquer un deuxième corset, ce que l'on fait le 9 septembre 1881. Les symptômes généraux s'amendent, plus de douleurs, marche possible. En traitement.

Enfin, nous terminons la série des maux de Pott par une observation que nous avons trouvée dans la thèse de M. Barthez (Paris 1880) et qui nous paraît concluante.

Obs. XI. — Mlle Berthe X..., âgée de dix ans et demi, était atteinte du mal de Pott, depuis l'âge de six ans, mal de Pott dorso-lombaire avec gibbosité légère et abcès par congestion ouvert à la région inguinale gauche. M. Alph. Guérin, qui la soignait, après l'avoir mise dans une gouttière de Bonnet pendant un peu plus d'un an, a ensuite remplacé cet appareil par le corset de Sayre. A l'aide de ce nouvel appareil, la petite malade a pu passer trois hivers à Menton et aujourd'hui, après trois ans et demi de ce traitement, l'abcès inguinal est guéri, la gibbosité a presque complètement disparu, l'enfant peut marcher sans la moindre douleur.

On peut donc la considérer comme guérie, et la mise du dernier corset, il y a un mois (19 *janvier* 1880), peut être considérée comme un surcroît de précautions.

OBSERVATIONS DES SCOLIOSES

OBSERVATION I. — *Observation de scoliose grave.* — En octobre 1878, M. Vincent fut appelé auprès d'une jeune fille âgée de quatorze ans et affligée d'une déviation de la taille.

Depuis deux ans, elle portait un corset orthopédique, connu à Lyon sous le nom de corset Martin. Ce traitement n'avait donné aucun résultat. La déformation avait progressé et atteint les dernières limites. Les béquillons avaient ulcéré les épaules et les aisselles, la ceinture pelvienne s'était creusé des sillons dans la peau au niveau des côtes iliaques.

M. Vincent modifia tout d'abord le corset, en faisant remplacer par des courroies matelassées la portion antérieure des béquillons d'acier et élargir la palette latérale destinée à soutenir et à repousser la gibbosité de l'épaule droite saillante.

Mais ce corset modifié ne fut pas plus supporté que le premier, et l'état général de la malade devenait de plus en plus mauvais.

M. Vincent prescrivit alors des frictions stimulantes, l'électrisation méthodique des muscles du rachis, la marche sur de longues béquilles qui tenaient le corps suspendu et redressaient ainsi la colonne. Même résultat négatif.

On fit alors construire un lit à galerie, incliné de $0^m,10$ par mètre, dans lequel la malade, couchée sur un seul et mince matelat, passait la nuit et le jour, sauf au moment des repas.

Le corps fut immobilisé en état de tension de la façon suivante : Le haut du corps était fixé au chevet du lit à l'aide de l'appareil suspenseur de Glisson, embrassant le menton, la nuque et les aisselles. Des lacs élastiques rattachaient les membres inférieurs aux barreaux des pieds du lit.

Les tractions suivant l'axe du corps, combinés avec des pressions latérales opposées, procurèrent un redressement considérable, un allongement de $0^m,06$ à $0^m,07$.

Au moment des repas, la malade était assise dans une sorte de fauteuil spécial, fabriqué dans le but de maintenir l'extension du rachis par le poids du corps. La malade y était assise en suspension; des courroies, partant du haut du dossier très élevé de ce fauteuil et passant sous les aisselles empêchaient que le corps ne reposât sur le siège.

Devant ce traitement, l'état local s'améliora d'une façon évidente, mais il n'en fut pas de même de l'état général. La réclusion, le décubitus, l'immobilité prolongée, les tractions, les pressions, énervaient et affaiblissaient la malade, l'anémie se prononçait tous les jours davantage, la maigreur devenait vraiment squelettique.

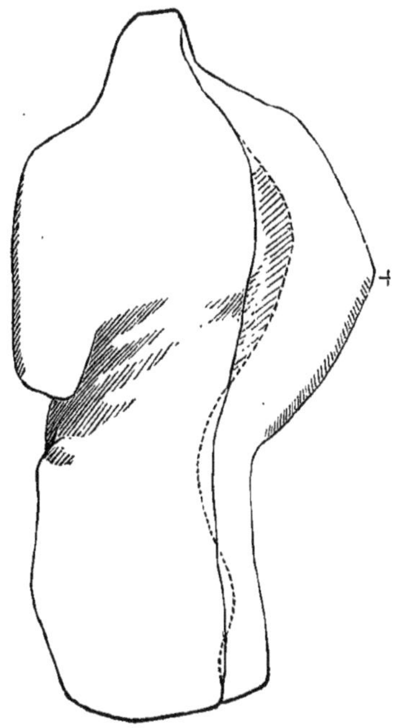

C'est à ce moment que la famille, considérant l'enfant comme à peu près perdue, se décida enfin à accorder la cuirasse plâtrée, que lui avait proposé M. Vincent dès les premiers jours.

Le dessin ci-dessus a été pris sur la photographie d'un moule du thorax que M. Vincent fit faire avant de commencer le traitement. Sa vue seule fera mieux comprendre le degré de la lésion qu'une longue et minutieuse description.

Le trait pointillé indique la ligne des apophyses épineuses. Le trait plein est celui de la verticale abaissée, de la septième cervicale, au commencement du sillon interfessier. L'angle inférieur des omoplates est marqué par de petites croix. L'omoplate gauche est abaissée de plus de $0^{m},05$. Du côté gauche, côté de la concavité de la grande courbure dorsale, il n'y a que $0^{m},08$ de distance de la côte iliaque au bord postérieur du creux axillaire. L'angle postérieur des côtes fait une énorme saillie à droite. En avant et à gauche, saillie des côtes et du sternum, qui est incurvé.

La colonne présente trois courbures : celle de la région dorsale est la plus accentuée (convexité à droite), sa flèche est d'environ $0^{m},03$.

Voici maintenant les mensurations des courbures du rachis avant le traitement et après :

Avant le traitement, la flèche de la courbure dorsale était de $0^{m},028$; après, $0^{m},003$. Celle de la courbure dorsale lombaire, de $0^{m},014$ avant, de $0^{m},006$ après. Celle de la courbure lombo-sacrée de $0^{m},011$ avant, de $0^{m},009$ après.

Nous devons dire que ces mensurations ne peuvent être qu'approximatives. Les mensurations des diverses pièces du squelette, en général, ne peuvent être absolument rigoureuses ; *a fortiori*, l'exactitude mathématique est-elle impossible quand il s'agit du rachis et de ses déviations avancées ; les apophyses épineuses sont infléchies, cachées par les muscles et les angles des côtes ou l'omoplate, de telle sorte qu'on a beaucoup de peine à retrouver leur relief.

La colonne avait naturellement subi un mouvement de torsion sur son axe. L'épine iliaque antéro-supérieure droite, moins apparente, était portée en arrière. Il est facile de voir, par cette description rapide, combien la cage thoracique que M. Vincent compare volontiers à un tube élastique, qui aurait, dans ce cas particulier, subi plusieurs inflexions, offrait aux poumons et au cœur, un espace restreint pour se mouvoir. Ainsi, s'explique l'état général grave, qui accompagne presque fatalement les scolioses avancées.

Ce fut le 22 février 1879 que fut fait le premier corset. Il fut bien supporté, procura un allongement de $0^m,05\ 1/2$, permit à la jeune fille de reprendre la vie au grand air, et fut suivi d'une amélioration considérable dans l'état général.

Le 17 avril, ce premier corset fut enlevé Aussitôt, le rachis s'affaisse sur lui-même et revient à ses courbures d'autrefois.

Le même jour, suspension qui restitua l'allongement primitif $0^m,057$, et deuxième corset, qui est supporté pendant les chaleurs de l'été, sans inconvénients. État général excellent.

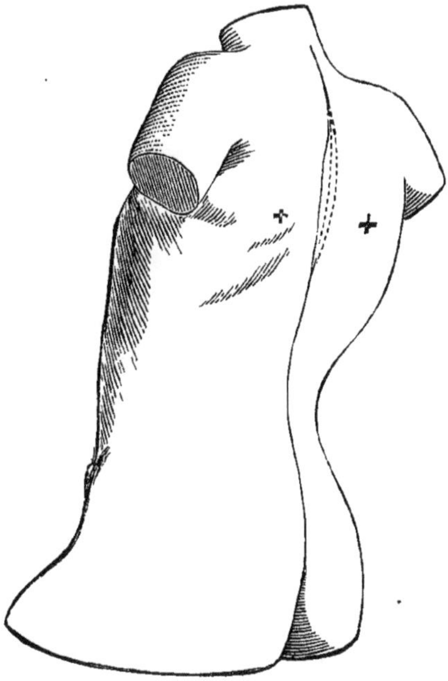

Le 17 septembre, on enlève ce deuxième corset ; mais cette fois le rachis ne s'affaissa pas. Avant, comme après la suspension, la mensuration contre le mur donna la même longueur : $1^m,057$.

Troisième corset, que le malade garde plusieurs mois.

Enfin le 10 juillet 1880, c'est-à-dire seize mois après le commencement du traitement américain, on avait obtenu le résulta qu'on peut lire sur le dessin ci-dessus, qui a été calqué sur la photographie du moule fait sur la malade, le 10 juillet 1880.

L'état général de la malade est excellent. L'angle inférieur des omoplates est marqué par deux petites croix. Les moules suffisent largement pour démontrer qu'on peut obtenir beaucoup par la méthode américaine, même dans les cas les plus avancés. M. Vincent, outre les exercices quotidiens, faisait faire tous les jours des séances d'électrisation sur les muscles du thorax. Il y attache une grande importance. Rien n'est plus facile, grâce à des brèches plus ou moins étendues pratiquées surtout au niveau des enfoncements. Ces moyens permettent à la musculature spéciale de se modifier, de se fortifier sous le bandage.

Obs. II. — Communiquée par M. Vincent, — *Scoliose.* — Mlle R..., de Besançon, seize ans. Rien du côté de l'hérédité. Bronchites fréquentes, et peut-être pleurésie dans l'enfance. Non encore menstruée. Scoliose développée dans l'espace de six mois. Début, deux ans et demi. Degré avancé, torsion des vertèbres des épines, déformation des côtes. État général assez bien.

En traitement chez M. Pravaz depuis treize mois, la constitution s'y est fortifiée, mais la scoliose a progressé notablement. Épaule droite, grosse, surélevée, côtes bombées à droite, convexité de la courbure dorsale à droite. Courbure lombaire et cervicale de compensation.

Première cuirasse plâtrée, 24 septembre 1881. Taille avant la suspension (mesure prise contre le mur), 1m,47. Après la confection du corset, 1m,52. La taille s'est donc allongée de 0m,05. Flèches de courbures, mesurées avec le fil plomb partant deà la septième cervicale et allant à la naissance du pli interfessier avant la suspension. Flèche de la courbure dorsale, 0m,031, Flèche de la courbure lombaire, 0m,014. Pendant la suspension, 0m,009 pour le premier, et 0m,005 pour le deuxième.

Le bandage maintient l'épaule gauche relevée. Fenêtre gastrique. Fenêtre dans le flanc gauche, pour extraire le coton qu'on avait mis dans le creux et donner ainsi du large aux côtes enfoncées de ce côté. Pas de gêne respiratoire. La malade se trouve très bien dans ce bandage et quitte Lyon. M. Vincent prescrit toniques et auto-suspension tous les jours.

Le 9 octobre 1881, la famille de la malade écrit à M. Vincent : « L'enfant se porte très bien, le sommeil est calme, la respiration facile ; elle peut vaquer à ses occupations et se fortifie tous les jours. Elle est heureuse de ce traitement qui ne l'immobilise plus au lit. »

Dans le courant du mois de novembre, on lui fera un deuxième corset et on lui fera continuer les exercices de suspension jusqu'au moment où les courbures ne seront plus corrigés par la suspension.

Obs. III. — *Scoliose.* — Mlle Marguerite B..., Lyon, quatorze ans et demi. Début trois ans. Marche progressive de la déviation. État général devient tous les jours plus mauvais. Premier corset et suspession le 8 septembre 1880. A cette époque, voici quel était l'état de la malade.

Du côté droit du thorax, les côtes attirées en arrière, infléchies très fortement au niveau de leur angle, s'enroulent autour du corps des vertèbres, et constituent, en dehors et au niveau de la convexité rachidienne, une saillie considérable, anguleuse. Du côté de la concavité, les côtes, rapprochées les unes des autres, sont redressées à leur partie postérieure ; leur angle s'efface, et le côté gauche de la poitrine présente une dépression considérable. En avant, du côté droit, et à leur extrémité sternale, les côtes, dont la courbure postérieure s'est exagérée, deviennent presque rectilignes. Scapulum droit repoussé : à gauche, phénomène inverse ; redressée en arrière, la courbure des côtes s'exagère en avant, et, de là, résulte une gibbosité gauche antérieure.

Le sternum est arrondi et convexe ; cela tient prebablement à un léger degré de cyphose, qui coexiste avec la scoliose.

On dirait que le thorax a été aplati de droite à gauche, et d'avant en arrière.

Le diamètre oblique, mené de l'angle des côtes droites aux cartilages costaux gauches, est très augmenté ; mais tous les autres diamètres de la poitrine sont diminués, et, par conséquent, aussi la capacité totale du thorax.

La déviation partant de la deuxième dorsale se dirige sur le côté droit du thorax jusqu'à la sixième dorsale, dont l'apophyse épineuse représente le sommet de la flèche dont la corde serait la verticale partant de l'apophyse épineuse de la première dorsale et aboutissant au sommet du sillon interfessier. La flèche avait $0^m,05$ de long ; puis la déviation croise la verticale au niveau de la douzième dorsale, passe à gauche et atteint son maximum de déviation au niveau de l'apophyse épineuse de la troisième lombaire, dont le sommet est distant de la verticale de $0^m,03$

La marche est possible; cependant le genou droit est en dedans et le pied porte très en dehors.

L'état général est assez bon, quoique les téguments soient pâles, décolorés. La musculature peu accentuée. Le premier corset se fait le 8 septembre 1880.

La malade fait tous les jours quelques minutes de gymnastique. — Pas de troubles. Le 8 décembre 1880, c'est-à-dire trois mois après, la malade revient. On enlève le corset et on constate une amélioration considérable. La courbure latérale droite a diminué ; la flèche n'est plus que de trois centimètres ; l'épaule droite est beaucoup moins saillante ; la marche est devenue plus facile; l'état général est meilleur. La malade redemande avec instance un second corset, qu'on lui fait.

Elle repart, continue à faire de la gymnastique chez elle et revient le 30 juin 1881. On lui enlève son corset, et voici ce qu'on constate : La flèche n'est plus que de deux centimètres ; l'omoplate droite s'est rapprochée de la colonne ; elle est moins soulevée ; mais, ce qui attire surtout l'attention de la malade, c'est l'amélioration de la marche. Avant tout traitement, cette jeune fille, marchait courbée et inclinée du côté droit ; aujourd'hui, elle marche droite, sans aucune inclinaison ; le genou droit qui était en dedans, a repris presque sa conformation normale, et enfin, le pied droit ne se porte plus en dehors, chose que la malade a fort bien remarqué, en observant les talons de ses bottines, qui ne subissent plus les torsions d'autrefois.

On lui refait un troisième bandage, en juin 1881, et elle s'en va, pour faire de l'auto-suspension chez elle.

Le 15 septembre 1881, la malade est revenue se présenter à la Charité :

L'état général est excellent; l'appétit est normal, les menstrues sont régulières, la marche s'accomplit régulièrement dans l'attitude droite; la flèche de la grande courbure est la même (deux centimètres). La guérison peut être regardée comme aussi complète que possible.

Obs. IV. — *Scoliose.* — Marie D., âgée de douze ans, hospice de la Charité, salle Sainte-Amélie, n° 39. Le 1er septembre 1880, cette malade entre à l'hôpital, parce qu'elle s'est aperçue que depuis quatre ans, sa taille se déviait. En cherchant dans les antécédents, on ne peut rien trouver qui puisse expliquer la forme anormale de son thorax; rien de vicieux dans les attitudes, pas d'antécédents héréditaires ; il s'agit donc ici de ce que Bouvier appelle une scoliose spontanée, dont il nous faut maintenant étudier le degré. Or ici ce qui frappe tout d'abord, c'est la différence de saillie des deux côtés du dos; le côté droit du dos, à la hauteur de l'omoplate est voussuré; l'épaule droite est plus élevée et paraît plus volumineuse que la gauche; l'angle inférieur de l'omoplate droite est soulevé. On observe une légère saillie de la partie antérieure et gauche du thorax. Les apophyses épineuses sont déviées et forment une courbe dont la flèche mesure un centimètre et demi à convexité droite dont le sommet est formé par l'apophyse épineuse de la cinquième dorsale. Les côtes droites font une saillie très prononcée; en somme, on a affaire à une scoliose arrivée à sa deuxième période. L'état général est assez bon. On prescrit à la malade de faire quatre fois par jour, pendant cinq à dix minutes, des exercices de suspension, et au bout de quinze jours, on lui fait un premier corset plâtré, qu'elle supporte très bien, tout en continuant la gymnastique.

Deuxième corset, trois mois après; troisième, quatre mois après, et enfin, le 1er octobre 1881, époque à laquelle la malade a été vue pour la dernière fois, voici quel était l'état local et général :

Les deux épaules sont situées sur le même niveau, la flèche de la grande courbure dorsale primitive ne mesure plus que cinq millimètres; la saillie des côtes droites est peu prononcée.

L'état général est excellent. On recommande de continuer toujours l'auto-suspesion trois ou quatre fois par jour. La guérison peut être considérée comme à peu près définitive. Il faudra cependant surveiller la colonne, et s'il survenait la moindre augmentation de la déviation arrêtée dans sa marche primitive par le traitement américain, il ne faudrait pas hésiter à réappliquer un corset.

Obs. V. — *Scoliose.* — Louise M..., demeurant à Lyon, quai de Retz, 26, âgée de quatorze ans, est atteinte d'une scoliose normale à convexité droite, datant de six mois. On ne trouve rien dans les commémoratifs qui puisse faire penser à une scoliose d'attitude; depuis le jour où la famille s'est aperçue que l'épaule droite devenait plus forte, plus proéminente que la gauche, la déviation n'a fait qu'augmenter, à tel point que lorsque la malade vient se présenter, le 20 mai 1880, la taille est déjà considérablement déformée; la courbure angulaire des côtes à droite est très prononcée en arrière, et à gauche en avant; le tracé de la ligne des apophyses épineuses donne une ligne sinueuse dont la grande courbure a une flèche de deux centimètres avant la suspension; l'état général n'est pas mauvais.

On prescrit les exercices gymnastiques, l'auto-suspension répétée cinq ou six fois par jour pendant cinq à dix minutes, pendant quatre mois, et le 20 septembre 1880, on applique le premier corset, après avoir constaté une diminution d'un demi-centimètre de la flèche de la courbure principale pendant la suspension. La malade continue à se suspendre, pendant qu'elle porte le corset.

Trois mois après, à la fin de décembre 1880, on enlève le premier corset, et on constate que la colonne vertébrale ne s'affaisse pas, et que de plus, la flèche de la grande courbure n'est plus que d'un centimètre pendant la station droite. On applique un deuxième corset et on recommande toujours de pratiquer l'auto-suspension.

En mai 1881, on enlève le deuxième corset, et voici ce qu'on constate : la colonne vertébrale est presque droite ; à peine aperçoit-on une légère incurvation au niveau de la cinquième dorsale, qui s'éloigne de la verticale à peine d'un demi-centimètre.

État général excellent ; la menstruation s'est établie d'une façon régulière.

On ne refait pas de corset, mais on recommande à la malade, de faire, outre le traitement général, des exercices de suspension tous les jours.

En octobre 1881, nous avons revu la malade ; son état ne laisse rien à désirer, la correction de la courbure s'est maintenue ; la guérison peut être considérée comme définitive.

Obs. VI. — *Scoliose.* — Jean-Baptiste J..., âgé de dix ans, entre à la Charité, salle Saint-Pierre, le 20 novembre 1881. Il est atteint d'une scoliose très accentuée, dont la saillie est formée par la septième dorsale, convexité droite. Le début remonte à trois ans. A cette époque, le malade a fait une chute sur la colonne, à la suite de laquelle apparaît une déviation rachidienne qui, partant de la troisième dorsale, décrivait une courbe à convexité droite jusqu'à la onzième dorsale. La flèche de la courbure mesurait à cette époque un centimètre et demi. La déviation progressait tous les jours, à tel point que l'enfant en était arrivé à perdre l'appétit et à éprouver des palpitations violentes dès qu'il faisait la moindre ascension. Peu à peu, la marche devient absolument impossible ; l'enfant pouvait à peine faire trois ou quatre pas, et était obligé de rester assis toute la journée ; l'épaule gauche est plus près de l'épine iliaque gauche que la droite de l'épine iliaque droite. A ce moment, c'est-à-dire, un an après le début de la déviation, on applique un premier corset, après une semaine d'exercice.

Le corset est très bien supporté ; l'enfant peut marcher facilement ; l'état général devient bon. Ce premier corset est gardé pendant six mois ; puis, quitté par le malade, qui croit être guéri ; mais deux mois après, il se présente de nouveau dans le même état qu'au jour où on a appliqué le premier corset. A ce moment, on applique un deuxième corset, suivi de gymnastique *(juillet 1881)*. Immédiatement, même amélioration, appétit, augmentation des forces, marche possible.

Enfin, le 22 novembre 1881, on enlève le corset fait quatre mois auparavant, et on constate que la déviation est restée dans le même état, sans grande amélioration; mais aussi, sans accentuation, ainsi que le démontrent les tracés comparatifs; seuls, les symptômes généraux se sont amendés; l'enfant a pris de l'embonpoint, il court sans fatigue, ne se plaint d'aucune douleur et redemande avec instance un troisième corset, qu'on lui fait en prescrivant le traitement général et l'auto-suspension tous les jours.

Nous avons encore plusieurs observations où les résultats immédiats ont été excellents, mais les malades sont encore en traitement; il nous a paru inutile de les publier aujourd'hui.

Nous devons ajouter, en ce qui concerne les maux de Pott, que M. Fochier, pour lutter contre les syncopes qu'on a observées quelquefois pendant la suspension, se propose de faire l'extension dans la situation horizontale. On se servirait toujours de l'appareil de Sayre, et on opèrerait la contre-extension avec des liens attachés autour des chevilles. On pourrait aussi se servir d'un des nombreux appareils imaginés par les médecins étrangers et dont nous avons parlé dans l'historique de notre mémoire.

CHAPITRE V

Parallèle des différentes méthodes. — Gouttière : Lit orthopedique. — Corset tuteur. — Corset plâtré. — Avantages et inconvénients de la méthode américaine. — Ses indications et ses contradictions. — Conclusions. — Résumé du traitement de la scoliose et du mal de Pott. — Opinions de M. Fochier, de M. Laroyenne. — Congrès de Londres (août 1881).

Telles sont les observations que nous avons recueillies pendant notre dernier semestre d'internat à la Charité ; nous aurions pu les multiplier. Celles que nous publions nous permettront, je l'espère, d'apprécier les avantages et les inconvénients du corset plâtré et de l'auto-suspension, et de préciser, par suite, autant que possible, les indications et les contre-indications de la méthode américaine dans les déviations de la taille, idiopathiques ou symptomatiques.

Pour le traitement du mal de Pott, l'opinion des chirurgiens est très nette : Il faut immobiliser le rachis et prévenir la pression réciproque des corps vertébraux ; pour cela, les uns préfèrent la gouttière; les autres, préoccupés de l'état général, immobilisent le rachis à l'aide d'appareils plus ou moins compliqués, dispendieux, prenant leurs points d'appui sur le bassin. Nous devons dire que le pronostic du mal de Pott, chez les enfants, est moins sombre qu'on ne le croit en général; il est bien certain qu'il y a des maux de Pott qui évoluent et guérissent sans que le malade s'en aperçoive ; mais il faut savoir aussi que cette terminaison heureuse, cette cure spontanée est rare; on n'est donc pas autorisé à compter sur elle et il faudra, tout au moins en pareil cas, placer un appareil tuteur, qui permettra de surveiller tous les jours l'état local, car la plupart du temps la gibbosité augmentera si le malade n'est porteur d'aucun appareil.

Devant une déformation déjà notable, que convient-il de faire d'emblée?

Il faut distinguer suivant les cas:

1° Si la déformation est lentement progressive, si le malade ne ressent pas de douleurs, s'il n'existe pas de contractures réflexes, par conséquent pas de déformations secondaires, nettement accusées, il suffira, et dès lors, il faudra appliquer un corset tuteur qui permettra et l'exercice des jambes, et la promenade, et l'hygiène de la peau, si importante chez tous les enfants dont la nutrition est affaiblie.

On devra, dans ces cas-là, se servir du corset à béquille ordinaire, qui consiste en un cercle pelvien supportant deux tuteurs latéraux à crémaillères. La ceinture de Bigg, de Londres, décrite avec soin dans l'*Arsenal de la Chirurgie*, de Gaujot (page 588, vol. I), remplit parfaitement les indications dans ce cas. Cette ceinture est constituée par un cercle pelvien qui supporte deux tuteurs latéraux et par un levier médian postérieur. Les tuteurs se terminant par des crosses sous-axillaires, sont pourvus de coulisses de rallonge et assujettis au-devant de la poitrine à l'aide d'une large bande lacée.

2° Si la déformation, quelque bénigne qu'elle paraisse au début, progresse entre les béquilles du corset tuteur, ce qu'il est facile de constater à la condition de prendre des tracés cyrtométriques successifs, il faudra avoir recours immédiatement au corset plâtré de Sayre. Pour M. Fochier, la simple constatation de l'aggravation de la gibbosité dans un corset tuteur est une indication formelle du corset plâtré, bien préférable à la gouttière de Bonnet, à l'appareil de Gillebert (d'Hercourt) à l'appareil en cuir moulé de Mathieu [1].

3° Le corset plâtré nous paraît d'ailleurs indiqué d'emblée dans tous les maux de Pott douloureux, à déformation rapidement progressive, avec abcès ou avec paraplégie commençante. Nos observations contiennent plusieurs exemples remarquables d'amélioration dans ces cas-là.

Il n'y a lieu, pour ces derniers maux de Pott, d'établir un parallèle qu'entre les corsets plâtrés et la gouttière, l'insuffisance des corsets tuteurs étant démontrée pour tous les chirurgiens.

En effet, on peut reprocher aux corsets tuteurs ou du moins à quelques-uns d'entre eux d'exercer une pression ur une surface restreinte, sur la gibbosité, ce qui est un mauvais moyen pour amener l'ankylose, sans laquelle le mal de Pott ne peut guérir ; et puis, pour qu'un corset

[1] Gaujot, *Arsenal de la chirurgie*.

tuteur rende quelques services, il faut qu'il soit absolument bien fait, que la ceinture s'applique exactement sur le bassin, qu'il ne soit pas trop lourd, un à deux kilogrammes au plus, et, pour cela, ne faudrait-il pas que ce corset fût fait par le chirurgien lui-même, et non par un fabricant d'instruments, dont l'intelligence médicale, fatalement limitée, ne peut saisir que difficilement ces mille petits détails d'exécution, dont la connaissance est cependant si nécessaire pour la confection d'un appareil bien fait? Et, du reste, les appareils mécaniques se maintiennent difficilement à une pression constante, si elle est un peu prolongée; ils ont assez souvent besoin d'être lacés à nouveau, serrés davantage, etc. Enfin, on peut adresser aux corsets le reproche général qu'on adresse aux appareils amovibles; l'enfant souffre, et aussitôt sa mère attentive le débarrasse de l'engin encombrant; en un mot, le corset est souvent appliqué d'une façon intermittente irrégulière, et, pendant ce temps, la lésion progresse avec l'assentiment du médecin trop confiant. De plus, avec le corset, à béquilles le corps est soutenu par les épaules; dans le corset plâtré, par les côtes. Le corset plâtré au contraire, est inamovible, il exerce une pression constante, et enfin il est fait, il doit être fait par le chirurgien lui-même, et ainsi se trouve supprimée l'intervention du fabricant, qui trop souvent se substitue au chirurgien dans la thérapeutique chirurgicale. La confection du corset plâtré est une opération chirurgicale au premier chef.

Avec le corset plâtré on répartit très exactement la pression sur tous les points de la surface thoracique, on peut dire, en quelque sorte, que la portion supérieure du corps est soutenue par un très grand nombre de béquilles, par une série de supports obliques, partant de la partie inférieure du corset, c'est-à-dire de la ceinture pelvienne, et allant s'appuyer sur le sternum et les parois thoraciques.

Un corset plâtré, bien fait, c'est-à-dire qui exerce une pression uniforme et constante sur le thorax, et qui a un point d'appui fixe, permanent, sur la ceinture pelvienne, représente une sorte de carapace qui immobilise le tronc et remplace ainsi avantageusement l'action des muscles spinaux, muscles susceptibles de fatigue, et, dès lors, de relâchement.

Et la preuve que le corset plâtré bien fait, immobilise le rachis, mieux que tous les autres appareils, c'est qu'on voit le périnée et l'anus du malade porteur du corset s'élever et s'abaisser en même temps que le diaphragme. Si l'on exerce avec la main, une pression sur ces parties, il n'est pas rare de déterminer un sentiment de suffocation. Ce qu'on n'observe jamais avec les autres appareils.

Et ce qu'il y a de remarquable, on pourrait presque dire d'étonnant, c'est que la respiration est singulièrement facilitée chez les malades, non seulement par l'auto-suspension, mais aussi par un corset plâtré bien réussi. Au bout de quelques heures, dès le deuxième jour, au plus tard, on voit un changement s'opérer dans la coloration de la peau, et particulièrement dans la coloration du visage. Toutes les fonctions se réveillent, l'appétit revient, la digestion s'exécute facilement, la force musculaire est augmentée, l'état général s'améliore même plus vite que l'état local. Sayre attribue ces résultats à l'absorption d'une quantité plus grande d'oxygène. En effet, la suspension du tronc par les bras et la tête a pour effet d'allonger le cylindre abdominothoracique, qui était antérieurement plus ou moins coudé, et, par conséquent, d'augmenter sa capacité.

Dans un cas, en effet, publié par Sayre, la capacité pulmonaire, évaluée au spiromètre, était de 140 pouces cubiques pour l'expiration, et de 100 pouces cubiques pour l'inspiration avant l'application du corset plâtré; elle était de 200 pouces cubiques pour l'expiration et 140 pour l'inspiration, après l'application du corset plâtré.

Comment s'étonner alors de l'amélioration de l'état général, si important à considérer dans le traitement des affections chroniques du rachis?

Ainsi, la vie au grand air est permise, les grandes fonctions se rétablissent, aussi disparaissent la dyspsepie, la dyspnée, la toux, dont si souvent sont atteints les malheureux malades immobilisés dans une gouttière, dans une salle d'hôpital.

Que d'enfants ne voit-on pas qui, atteints d'un certain degré de paralysie, de douleurs irradiées, marchent sans difficulté et ne souffrent plus après l'application du corset plâtré? On trouvera dans nos observations des cas vraiment remarquables.

Cette disparition habituelle des douleurs n'indique-t-elle pas que l'immobilisation du rachis est absolue, aussi longtemps que l'appareil est convenablement ajusté? Et la pression qui ne se fait plus, comme dans les autres appareils mécaniques, en un seul point qui était précisément le point malade, n'active-t-elle pas la consolidation? De plus, le corset plâtré est léger, il peut être fait en tout pays, augmente très peu le volume du thorax, de sorte qu'un individu peut en être porteur sans que le rnnc acquière un volume ridicule. Enfin, la méthode américaine est d'une application facile ; elle n'exige pour celui qui l'applique que la connaissance d'un manuel opératoire facile à apprendre ; elle substitue pour le malade à des appareils dispendieux des matériaux sans valeur qu'on peut se procurer partout, et elle le met à même, après une éducation facile à acquérir, de faire seul les exercices gymnastiques qui sont une des parties essentielles du traitement.

La gouttière de Bonnet? Mais elle a contre elle l'immobilisation de la totalité du corps. Les malades sont retenus pendant huit et dix mois et même cinq et six ans, dans une immobilité plus ou moins absolue[1]; que d'enfants ne voit-on pas dans les hôpitaux rester des années en gouttière, dont l'état général s'aggrave tous les jours, malgré la propreté et la bonne aération des salles hospitalières?

Et puis la gouttière nécessite des soins hygiéniques tels que promenades en voiture, etc., pour que l'enfant ne s'atrophie pas, que la nécessité d'une personne exclusivement occupée de ces soins se fait sentir et rend ce traitement fort coûteux. Or, suivant l'expression de M. Fochier, le chirurgien n'est il pas tenu d'être démocrate, au moins en thérapeutique?

Il va sans dire que les maux de Pott situés au-dessus da la quatrième dorsale ne retireront aucun bénéfice du corset plâtré, ou plutôt un bénéfice d'autant moindre que la gibbosité sera située plus près de la région cervicale.

Si le mal de Pott siége à la région cervicale, *a fortiori*, on pourra employer alors l'appareil de Sayre, que

[1] On sait, en effet, que beaucoup de chirurgiens, entre autres M. le professeur Ollier, font faire à leurs malades, ainsi immobilisés des exercices gymnastiques, tels que le travail des haltères, etc.

nous avons décrit, et qui n'est autre chose que la minerve classique, prenant son point d'appui sur le corset plâtré.

Le siège du mal Pott, justiciable par excellence du corset plâtré, est la partie inférieure de la région dorsale ou la partie supérieure de la région lombaire, parce que le corset soutient le thorax et reporte le poids des parties sus-jacentes au mal de Pott sur la ceinture pelvienne.

Tels sont les cas où le corset plâtré est indiqué dans le mal de Pott; passons maintenant aux contre-indications.

1° Contre-indication tirée de l'age. — Chez les enfants très jeunes au-dessous de quatre ou cinq ans, la ceinture pelvienne ne présente pas assez de saillie pour que la portion du corset plâtré qui vient se mouler sur elle prenne un point d'appui suffisant pour le maintien du thorax. Dans ces conditions, le corset plâtré ne rendra quelques services que comme moyen d'immobiliser les côtes correspondantes aux vertèbres malades ; ce sera en quelque sorte une gouttière moulée exactement sur le corps de l'enfant et rien ne s'oppose, dans ce cas-là, à ce que l'on valve l'appareil, puisque ce ne sont pas des différences de millimètres qui peuvent nuire à l'action.

Dans ces conditions, c'est-à-dire si l'enfant a moins de cinq ans, il faudra avoir recours, d'après M. Fochier, suivant la gravité des cas, soit à la gouttière, soit à un corset tuteur en acier, ayant une ceinture pelvienne réunie à des tiges fémorales et jambières métalliques qui s'articulent en bas avec l'étrier de la chaussure. C'est l'appareil décrit dans l'*Arsenal de la chirurgie* de Gaujot[1] et dont les béquillons partent de l'aisselle et vont prendre leurs points d'appui sur le sol.

[1] Appareil de Raspail.

Appareil de Raspail[1]. — Cet appareil peut rester appliqué la nuit et le jour, et il suffit, pour le rendre portatif, de substituer à la sandale une bottine supportée par un étrier.

Il se compose de deux tuteurs externes, s'étendant à toute la longueur des membres, contre lesquels chacun d'eux est assujetti par une embrasse entourant la cuisse et par deux embrasses appliquées à la jambe.

Les tiges jambières s'articulent en bas avec l'étrier de la chaussure, en haut avec les tiges fémorales; la ceinture pelvienne comprend un cercle de métal modelé, garni de cuir et ouvert en avant, qui se fixe au point désiré sur les montants latéraux, par deux vis à tête glissant dans une rainure transversale; elle se ferme au moyen d'une courroie; chacun de ses montants latéraux supporte un tuteur thoracique, pourvu dans son milieu d'une coulisse de rallonge et surmonté d'une crosse à béquille, qui forment un point d'appui à l'aisselle; la jonction des tuteurs thoraciques avec les montants latéraux de la ceinture se fait à l'aide de deux vis à tête, glissant dans une rainure en quart de cercle, ce qui permet d'avancer, de reculer, ou de faire pivoter à volonté la base des tuteurs, avant de les fixer.

En employant ce corset, le malade peut bénéficier de la station droite, en faisant quelques mouvements, et c'est là un point important; car d'une façon générale, prendrait-on toutes les précautions possibles, il est incontestable que le défaut d'exercice est une condition déplorable pour la guérison d'une carie vertébrale.

[1] Gaujot, *Arsenal de chirurgie*, p. 763, vol. I.

Un reproche grave, que l'on peut et que l'on doit faire au corset-plâtré, c'est d'empêcher le fonctionnement de la peau; mais, si l'on songe qu'on peut la faire fonctionner en faisant des frictions sur les autres parties du corps qui sont découvertes, si, de plus, il est prouvé que le corset plâtré empêche les maux de Pott graves de progresser, arrête les douleurs, fait disparaître les paraplégies commençantes, ménage la curabilité des abcès ossifluents (et c'est ce qui nous paraît résulter de nos observations dans une certaine mesure), on n'hésitera pas à l'employer dans les cas précis que nous avons signalés.

2° Contre-indication tirée des abcès. — Lorsque les abcès font une saillie prononcée à la région postérieure du corps, le corset plâtré devient d'une application difficile avant leur évacuation. De même, lorsque la suppuration est abondante, il est difficile, malgré les précautions que préconise Sayre, de maintenir le plâtre à l'abri des souillures.

Dans toutes ces contre-indications il y a, on le conçoit, des questions de degré qui empêchent de formuler une règle précise.

3° Contre-indication tirée de la paraplégie. — Malgré quelques cas de paraplégie incomplète rapidement disparue que nous avons eus à citer, il est incontestable (c'était facile à prévoir) qu'on en observe d'autres qui résistent à l'application du corset plâtré. Dès lors, la gouttière reprend une valeur prépondérante, qu'on la combine ou non à des tractions continues et à l'emploi des révulsifs.

Donc, en résumé, les cas où le corset plâtré est indiqué pour le mal de Pott nous paraissent être ceux où le corset tuteur est insuffisant, et où, jusqu'ici, on avait recours à la gouttière.

INDICATION ET CONTRE-INDICATION DU CORSET PLATRÉ ET DE L'AUTO-SUSPENSION DANS LA SCOLIOSE TRAITEMENT DE LA SCOLIOSE

Le plus souvent, une scoliose au début (premier et deuxième degrés de Bouvier) sera guérie par les exercices gymnastiques, la surveillance des attitudes, le traitement général. Il est évident qu'on ne pourra pas mettre à l'actif d'un appareil orthopédique les succès que beaucoup de chirurgiens affirment avoir eus par la gymnastique simple. Le type de ces scolioses est celui des jeunes filles qui ont grandi vite, tout en affectant de mauvaises attitudes, spécialement pendant l'écriture ou la lecture.

Il faut rapprocher ces scolioses de celles qui sont la conséquence d'un trouble visuel, principalement de l'astigmatisme.

On obtient la cure d'une scoliose au deuxième degré dans un espace de temps qui varie de cinq mois à un an. Mais tout le monde sait que plus la scoliose se manifeste de bonne heure, plus cette affection est difficile à combattre, d'abord parce qu'on a à la combattre plus longtemps (jusqu'à la terminaison de la croissance), et ensuite parce qu'elle dénote toujours, dans le premier âge, une prédisposition de la colonne vertébrale à se déformer dans le sens de la scoliose. C'est surtout dans ce dernier cas qu'il faut considérer la déformation osseuse comme primitive, et que, par conséquent, le pronostic doit en être très réservé.

Ainsi, dans l'appréciation des succès obtenus, il faut tenir grand compte tout d'abord de l'âge des scoliotiques; il faut naturellement aussi tenir compte du degré de la déformation.

Toutes les fois qu'on pourra saisir dans les attitudes habituelles prolongées une cause expliquant suffisamment la scoliose, il est probable qu'on aura affaire à une scoliose moins grave que celle qui se déclarera sans mécanisme saisissable. Aussi, comme le traitement par le corset plâtré et l'auto-suspension est un traitement rigoureux, présentant ce grand inconvénient que le corset est plus difficile à appliquer chez les adolescentes, à cause du développement des seins, il faut être d'emblée très réservé dans son emploi, lorsqu'il semble qu'on ait affaire à une scoliose consécutive à des attitudes vicieuses.

Au contraire, si le sujet est jeune, de cinq à treize ans, si la scoliose progresse d'une façon évidente (ce qu'il sera facile de constater par des tracés cyrtométriques successifs), malgré la surveillance des attitudes, malgré la gymnastique, il ne faut pas tarder à recourir immédiatement au corset plâtré qui constitue un moyen rigoureux, mais tellement efficace qu'on ne peut le mettre en parallèle qu'avec les lits orthopédiques, au sujet desquels Pravaz s'exprimait ainsi dans le *Bulletin de la Société de chirurgie* de mars 1875 : « Parmi les questions de thérapeutique chirurgicale agitées à notre époque, il en est peu sur lesquelles la science et la pratique soient moins fixées que celle du traitement rationnel des déviations rachidiennes; tour à tour ballottée entre les prétentions exagérées des mécaniciens et des gymnasiarques, l'opinion du plus grand nombre des médecins flotte indécise au milieu d'affirmations contradictoires, et, la plupart du temps, le traitement de ces affections est laissé à des hommes aussi étrangers à l'art qu'à la profession. La supériorité que j'ai reconnue aux appareils horizontaux, dits à pression latérale, m'a conduit à les adopter d'une manière à peu près générale dans le traitement des déviations rachidiennes; » et Pravaz donne la description du lit fort ingénieux qu'il a imaginé. Sans nier les heureux résultats obtenus par cet éminent praticien, nous ferons cependant remarquer qu'une malade qui fait le sujet d'une de nos observations avait d'abord été traitée par les lits à extension et à pression latérales, chez M. Pravaz (Goldschmidt, Guérin, Bouvier, Bigg, Pravaz) et cela sans aucun résultat, et de plus avec une aggravation de la scoliose; et puis, comme le fait remarquer M. Fochier, la méthode de Sayre rend possible le traitement de la scoliose chez les malades qui sont obligés de réclamer des soins à l'assistance publique et aussi chez ceux à qui des ressources limitées ne permettent pas de faire un séjour prolongé dans un établissement orthopédique. A ce titre, ajoute M. Fochier, la méthode américaine est bien supérieure à tous les procédés employés jusqu'ici.

De même dans une scoliose très avancée (troisième degré de Bouvier), malgré l'inefficacité habituelle des appareils, malgré la cure incomplète que procurent les lits orthopédiques, il faut avoir recours d'emblée aux corsets plâtrés; dans ces cas graves, le corset n'aurait-il comme effet que d'arrêter pendant la croissance l'augmentation de la courbure, que ce serait là un avantage, dont on ne saurait se priver ; mais même dans ces cas graves, l'auto-suspension et le corset plâtré amènent un redressement manifeste.

En résumé, dans la scoliose, nous posons comme indication d'emblée : 1° le degré avancé de la scoliose ; 2° l'âge peu avancé du sujet ; comme contre-indication, les scolioses d'attitude, qui guérissent aussi bien par tout autre procédé que par la méthode américaine, et les scolioses rachitiques. Et à ce sujet, nous devons dire qu'il faut distinguer la scoliose rachitique, c'est-à-dire celle qui survient souvent pendant la deuxième période du rachitisme ou période des déformations, et la scoliose qui peut survenir ultérieurement chez un sujet qui a été rachitique, mais chez lequel le processus morbide s'est arrêté, car le corset plâtré sera contre-indiqué dans la première, contre laquelle il ne faudra intervenir que par le traitement général et le repos, tandis qu'il pourra être employé dans la deuxième, alors que le corset plâtré ne risque pas d'écraser le thorax, trop flexible dans la première.

M. Fochier, à propos d'une observation qu'il a bien voulu nous communiquer oralement, se demande même si toujours on doit appliquer le corset plâtré sur une scoliose survenue chez un rachitique. J. L... a été rachitique ; il n'a marché qu'à deux ans et demi. Au moment où M. Fochier le voit, il est âgé de sept ans deux mois, et est atteint d'une scoliose très nette, à convexité droite, qui va en augmentant tous les jours. M. Fochier prend un tracé horizontal passant par l'apophyse épineuse la plus déviée et fait un corset plâtré, le 20 avril 1881. L'état général s'améliore rapidement, et, le 8 novembre 1881, le malade revient ; son corset est coupé, la scoliose n'a pas augmenté. On reprend un autre tracé passant sur le même point que le premier ; on le porte sur une feuille de papier, comme on l'avait fait, du reste, pour le premier, et, en comparant les deux aires limitées par ces circonférences irrégulières qui représentent la section horizontale du thorax, on remarque que l'angle postérieur des côtes droites, qui est très aigu dans le premier tracé, l'est beaucoup moins dans le deuxième, ce qui est évidemment un bon résultat ; mais que, d'un autre côté, l'aire représentée par le deuxième tracé est moins grande que celle du premier, ce qui semblerait montrer que le corset plâtré a agi défavorablement en comprimant le thorax du sujet qui a été rachitique. Cependant M. Fochier applique un deuxième corset, puisque la scoliose qui évoluait rapidement a été arrêtée.

Telles sont les conclusions qui nous ont paru devoir se dégager des faits que nous avons observés au sujet de la méthode américaine.

Nous devons ajouter que notre expérience eût été bien insuffisante, si nous n'avions eu pour la compléter celle de notre excellent maître M. Fochier.

Au surplus, M. Laroyenne, chirurgien-titulaire de la Charité dont la compétence en pareille matière est grande, nous a fait l'honneur, dans une communication orale, de nous donner son opinion sur la méthode américaine. Pour lui, le corset plâtré est le meilleur moyen d'immobilisation et même de sustentation du thorax : il sera donc indiqué dans tous les cas où l'immobilisation sera nécessaire ; un seul cas préoccupe M. Laroyenne, c'est celui où un ou plusieurs corps vertébraux ont disparu ;

il se demande alors si le corset plâtré, soutenant trop bien le thorax après l'extension aussi complète que possible faite par la suspension n'empêche pas la consolidation de se faire ; mais ne peut-on pas répondre qu'on n'a jamais vu pendant la suspension la gibbosité du mal de Pott disparaître complètement? Au contraire, sa forme varie très peu, et même la plupart du temps reste absolument la même, ainsi qu'il est facile de s'en assurer en prenant le tracé de la gibbosité, avant et après la suspension, avec une lame de plomb ; seule, la courbure par contracture réflexe est combattue, et d'ailleurs les faits sont là, qui prouvent que l'affaissement de plus en plus grand des corps vertébraux n'est pas nécessaire à la consolidation.

En ce qui concerne, la scoliose, M. Laroyenne pense que l'auto-suspension, les exercices, les corset plâtrés, sont encore le meilleur moyen : il *emploie donc la méthode américaine, même dans les cas graves, mais sans illusions*. Il faudrait, d'après lui, une observation où le résultat heureux ait été maintenu, un, deux, trois ans après la guérison absolue et jusqu'au développement définitif du squelette, car on peut soutenir que la flèche de la courbe principale peut diminuer par le fait de la croissance du sujet, sans que pour cela la scoliose soit améliorée.

A ces objections, il nous semble qu'on peut répondre d'abord qu'il est difficile de suivre les malades pendant plusieurs années, et jusqu'à complet développement de leur squelette, ensuite qu'on obtient manifestement le développement des courbures, l'allongement du rachis, en dehors de la croissance, et enfin, que si le corset plâtré a pour effet d'arrêter, pendant la croissance, l'augmentation de la courbure (ce qui nous paraît absolument démontré), ce n'est pas là un mince avantage dont on doive se priver.

Enfin nous terminerons cette longue discussion en donnant l'opinion des chirurgiens qui se sont occupés de cette question, au Congrès international de Londres (août 1881).

Le docteur Da Cuñha Bellem, de Lisbonne, résume ainsi son appréciation.

La théorie sur laquelle la méthode de M. Sayre est basée est très rationnelle. Cependant on peut lui reprocher de ne trouver ni sur le bassin, ni aux épaules, des points absolument fixes pour amener l'immobilité absolue de la colonne vertébrale.

L'application du bandage plâtré est une ressource précieuse, tous les autres moyens orthopédiques échouant.

Le bandage ne gêne nullement les patients. Au contraire, leur respiration devient plus libre, leur circulation plus régulière, et ils se sentent soulagés sous l'influence bienfaisante de cette cuirasse dure et légère qui leur entoure le thorax.

La méthode de Sayre améliore tous les malades souffrant du mal de Pott ; néanmoins, elle ne guérit pas dans tous les cas.

Le bandage plâtré ne peut se maintenir en place, du moins dans les climats chauds, que pendant un mois tout au plus, le besoin étant reconnu de le faire substituer à cause des conséquences qui dérivent de la malpropreté du corps, de l'accumulation de la sueur, de la poussière du plâtre même, qui produit des démangeaisons insupportables. On peut reprocher à l'application du bandage plâtré l'usage des bains de mer que l'état général de plusieurs malades réclame instamment.

Quant aux jeunes malades ils sont très dociles aux exercices de la suspension et à l'application du bandage plâtré, et ils réclament leur cuirasse comme un soulagement, lorsqu'on vient à les en débarrasser pendant quelques jours pour leur donner des soins de propreté. Les exercices journaliers et méthodiques de suspension pendant une semaine avant l'application du bandage plâtré donnent des garanties très sérieuses, contre la rupture des adhérences déjà formées, contre les luxations incomplètes des vertèbres et contre la rupture de la moelle ; en même temps qu'ils habituent les malades à prendre et à soutenir, durant la suspension, la position la plus convenable pour l'application du bandage, dont ils s'effarouchaient de prime abord. L'anesthésie doit être absolument proscrite à cause des conséquences graves qu'elle peut amener.

Avec la cuirasse plâtrée selon la méthode de Sayre, on parvient du moins à transformer les bosses par trop déformées en bosses passablement élégantes.

Enfin ce chirurgien déclare qu'il ne peut se prononcer d'une façon positive, les observations lui faisant défaut, sur les avantages de cette méthode à l'égard des cas de scoliose.

Golding Bird, dans la communication qu'il a faite au Congrès de Londres, s'exprime en ces termes :

« Des quatre affections amenant la déformation des os, y compris la colonne vertébrale, trois seulement se rencontrent chez les enfants : la carie, le rachitisme et les déviations. Le quatrième, l'ostéomalacie, ne nous occupe point. Ces affections étant connues de tous, nous appellerons seulement l'attention des praticiens sur leur traitement, en ce qui concerne la colonne vertébrale.

« Il faut d'abord admettre ce fait fondamental, que ces affections sont les mêmes, qu'elles se rencontrent dans le rachis ou dans d'autres os.

« Les principes essentiels au traitement sont donc les mêmes dans les deux cas : ils ne varient que selon la localisation. Une révolution aussi complète que celle que vient d'introduire le professeur Sayre dans le traitement des affections de la colonne vertébrale ne se serait guère produite, si l'histoire naturelle et les complications de ces maladies avaient été étudiées avec autant de soins que les difformités qui en résultent.

« En thérapeutique, les affections du rachis chez les enfants, forment deux classes :

« *a*. Affection inflammatoire. La carie ou « mal de Pott ».

« *b*. Affection non inflammatoire. Le rachitisme ; les déviations.

« La carie (comme dans le tarse) étant une lésion inflammatoire, exige le repos absolu, l'immobilité, pas de pression, le drainage complet du pus quand il s'en est formé. Le rachitisme et les déviations (comme dans la déviation des vertèbres et dans quelques cas de pied plat) exigent le soutien temporaire des tissus affaiblis et l'amélioration des tissus musculaires. Toutes ces affections exigent un traitement médical approprié.

« La méthode de Sayre, telle qu'elle est appliquée aux lésions du rachis, remplit toutes ces indications ; je ne dis pas « le corset », mais bien « la méthode », car le premier n'est qu'une partie du traitement entier.

« Le corset de plâtre de Paris appliqué pendant l'extension — que cette dernière soit verticale ou horizontale — assure le repos physiologique nécessaire à un rachis enflammé ; de plus, qu'il y ait, ou non inflammation, il diminue ou détruit la pression en haut, en bas, maintenant ainsi le redressement gagné à la colonne par l'extension. Le corset plâtré agit ainsi parce qu'il forme une carapace solide, qui ne cède pas l'espace latéral nécessaire, qui compenserait une diminution de hauteur quand l'extension cesse et non point parce qu'il exerce une pression qrelconque en haut ou en bas ou latéralement comme les appareils ordinaires de contention spinale, qui ne se soutiennent en général que d'une façon vague.

« La limite extrême de l'extension telle qu'on l'obtient pendant l'application ne peut être maintenue complète par le corset ; il est donc indiqué, dans les déviations, de pratiquer quotidiennement l'auto-suspension de Sayre, par la tête, de manière à étendre le rachis dans toute sa limite, et cela d'une façon périodique ; il faut aussi exercer es muscles dorsaux affaiblis. Des cas de déviation soignés de bonne heure se trouvent ainsi guéris, même sous le corset ; les enfants se soumettent volontiers à ces exercices. En faisant ainsi du soutien du rachis une partie intégrale du malade, celui-ci peut sortir comme avant ; l'exercice à l'air lui devient aisé et agréable ; la planche inclinée est désormais inutile. Si le corset est brisé, ou s'il est fait d'une substance telle que le feutre, le but n'est plus si bien rempli ; il cesse de maintenir la poitrine dans la position de l'inspiration complète, position calculée de façon à laisser le plus de jeu possible aux organes thoraciques.

« Dans la carie, le repos est le but principal ; le corset suffit donc. Dans les déviations et dans le rachitisme, l'extension et le soutien, non pas le repos, sont d'importance première ; donc (excepté chez l'enfant tout jeune) les exercices quotidiens sont aussi importants que le corset. Dans les cas de déviation modérée et commençante, on peut raisonnablement compter sur la guérison. Si l'on recherche la raison du peu d'amélioration dans les cas plus avancés, on la trouvera plutôt dans le fait que la pathologie est déjective et par suite aussi le traitement médical, que dans le fait de l'insuffisance des moyens mécaniques.

« Si nous considérons les difformités rachidiennes à un point de vue général, elles cessent d'avoir un caractère spécial et de former un département particulier dans le domaine de la chirurgie. L'adoption universelle des principes de Sayre dans notre pays en dit plus en leur faveur que ne pourrait faire l'expérience individuelle.

Walter Pye s'occupe de quelques abus qui ont pu s'introduire dans l'emploi des corsets, et, tout en reconnaissant que la chirurgie européenne doit une grande reconnaissance à Sayre, qui défendit si vigoureusement cette méthode de traitement, grâce aux efforts duquel cette pratique devint si générale en Angleterre, l'auteur dit que le corset est souvent appliqué trop tôt immédiatement. et que son emploi dans ces cas est souvent très préjudiciable.

Il divise les cas d'abus du corset en deux classes :

A. — Ceux qui sont dus à un mauvais choix des cas.

B. — Ceux qui sont dus à une mauvaise application du corset.

Dans la première classe sont rangés, comme impropres à l'application du corset :

1° Les simples cas de colonne vertébrale rachitique, souvent pris à tort pour un commencement de carie.

2° Les cas de simple incurvation latérale rendus permanents par l'emploi d'un support rigide.

3° Les cas de vraie carie vertébrale chez les très jeunes enfants dans les premières périodes de la maladie; l'ancienne méthode de traitement par le repos sur un plan horizontal produit des résultats plus favorables, et cela sans aucun danger d'empêcher le développement normal du tronc, que toute tentative d'immobilisation de la colonne spinale. Le corset peut être utilisé sans danger dès le début chez les enfants plus âgés, qu'ils soient ou non confinés dans leur lit.

4° Les cas dans lesquel, outre l'affection spinale, les poumons et le cœur sont atteints.

5° Les cas dans lesquels la carie vertébrale est associée à un haut degré de paralysie d'incontinence et d'urine, etc.

Dans la classe B, les cas suivants sont les exemples les plus importants de l'application malencontreuse du corset :

1° Le grand poids : beaucoup de corsets étant trop épais et trop lourds.

2° L'usage de l'appareil à suspension. L'auteur considère cet appareil comme inutile, sinon nuisible pour les enfants; le but de l'extension étant de redresser autant que possible le corps, sans détruire les adhérences entre les vertèbres qui sont en train de se consolider, et de mettre la poitrine dans un état d'inspiration forcée.

On arrive mieux à ce résultat, en tenant l'enfant sous

les bras, les pieds reposant à terre, ou par le plan incliné.

3° La forme et la dimension défectueuse du corset, surtout pour ce qui se rapporte aux mouvements d'inspiration des parois thoraciques, le support insuffisant du corset sur le pelvis, l'adaptation vicieuse à la courbure spinale.

CONCLUSIONS

Donc, en résumé, les cas où le corset plâtré est indiqué, pour le mal de Pott, nous paraissent être ceux où le corset tuteur est insuffisant, et où, jusqu'ici, on avait recours à la gouttière.

Dans la scoliose, nous posons, comme indication d'emblée de la méthode américaine (auto-suspension, exercice quotidien et corset plâtré) le degré avancé de la scoliose et l'âge peu avancé du sujet.

Si l'on songe que les déviations du rachis n'ont pas seulement pour effet d'entraver la perte de la régularité et de la beauté des formes, mais encore le plus souvent, celle de la santé et quelquefois de la vie, par la gêne fonctionnelle des organes thoraciques qu'elles amènent invariablement après elles, on s'attachera à en préserver les sujets, en sachant les reconnaître dès qu'elles commencent, et en y apportant un traitement énergique, qui, bien dirigé, ramènera même les difformités les plus graves à un degré moindre, compatible avec l'exercice régulier des fonctions, aujourd'hui surtout que la méthode du professeur Sayre a réalisé un immense progrès dans la thérapeutique rachidienne.

FIN

TABLE DES MATIÈRES

LYON. — IMPRIMERIE PITRAT AINÉ, RUE GENTIL

APPAREILS de SAYRE

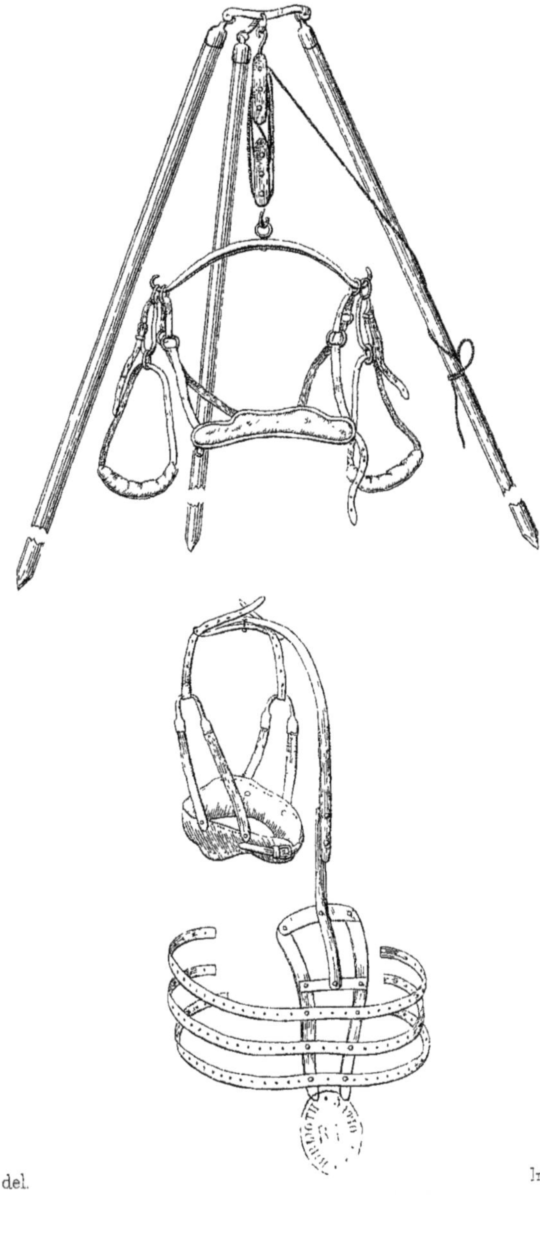

Ch Hortolès del.

Imp A Roux, Lyon

Publications de la Librairie A. DELAHAYE et E. LECROSNIER, éditeurs

Traité d'anatomie descriptive, avec figures intercalées dans le texte, par PH.-C. SAPPEY, professeur d'anatomie à la Faculté de médecine de Paris, etc. 3e édition entièrement refondue. 5 vol. in-8°, 1876-77. . . . . 60 fr.
Cartonné. . . . . 65 fr.
Quelques exemplaires sur papier vélin. . . . . 80 fr.

Traité d'anatomie pathologique, par le docteur LANCEREAUX, professeur agrégé à la Faculté de médecine de Paris, médecin des hôpitaux, etc. Tome 1er, Anatomie pathologique générale. 1 vol. avec 297 figures intercalées dans le texte. . . . . 20 fr.
Cartonné. . . . . 21 fr.

— Tome II, Anatomie pathologique spéciale, Anatomie des systèmes : 1° système lymphatique. 1 vol. in-8° avec 179 figures intercalées dans le texte. 25 fr.

Anatomie descriptive et dissection, contenant un précis d'embryologie, la structure microscopique des organes et celle des tissus, par le docteur J.-A. FORT, professeur libre d'anatomie et de chirurgie, etc. 3e édition revue et augmentée. 3 vol. in-8° avec 1,227 figures intercalées dans le texte. . . 30 fr.

Leçons d'anatomie générale sur le système musculaire, par le docteur RANVIER, professeur d'anatomie générale au Collège de France, etc., recueillies par J. Renaut, 1 vol. in-8° avec 96 figures intercalées dans le texte. 1880. Broché. . . . . 12 fr.
Cartonné. . . . . 13 fr.

Manuel d'anatomie, par le docteur FORT. Deuxième édition du résumé d'anatomie, revue, corrigée et augmentée. 1 vol. in-18 de 824 pages avec 151 figures dans le texte. 1875. 7 fr. 50

Anatomie pathologique de l'œil, par le docteur PANAS, professeur de clinique ophthalmologique à la Faculté de médecine de Paris, etc., et le docteur A. REMY. 1 vol. in-8° avec 26 planches, dont 6 en chromolithographie. 1879. . . . . 12 fr.

Éléments d'anatomie comparée des animaux invertébrés, par le professeur Th. H. HUXLEY, membre de la Société royale de Londres. Ouvrage traduit de l'anglais par le docteur G. DARIN, avec une préface, des notes et un chapitre sur les principes de la biologie, par le professeur GIARD. 1 vol. in-18 avec 156 figures intercalées dans le texte. . . . . 6 fr.

Curabilité et traitement de la phtisie pulmonaire, leçons faites à la Faculté de médecine par S. JACCOUD, professeur de pathologie médicale à la Faculté de Paris, etc. 1 vol. in-8°, 10 fr., cartonné. . . . . 11 fr.

Traité de pharmacie galénique, par E. BOURGOIN, professeur à l'Ecole supérieure de pharmacie de Paris, etc. 1 vol. in-8° avec 89 figures intercalées dans le texte. . . . . 16 fr.
Cartonné. . . . . 17 fr.

Éléments de pathologie exotique : 1° Maladies infectieuses ; 2° Maladies des organes et des appareils ; 3° Animaux et végétaux nuisibles, par M. NIELLY, professeur d'hygiène et de pathologie exotique, à l'Ecole de médecine navale de Brest, etc. 1 vol. in-18, avec 29 figures dans le texte. . . . . 10 fr.

Conférences thérapeutique et clinique sur les maladies des enfants, par J. SIMON, médecin de l'hôpital des enfants malades, etc. 1 vol. in-8°. 7 fr.

De l'oreille. Anatomie normale et comparée, embryologie développement, physiologie, pathologie, hygiène, pathogénie et traitement de la surdité, par le docteur GELLÉ. 1 vol. in-8° avec figures dans le texte. 5 fr.

Leçons de thérapeutique, faites à la Faculté de médecine de Paris, par A. GUBLER, professeur à la Faculté de médecine de Paris, etc., recueillies et publiées par le docteur LEBLANC, 2e édition. 1 vol. in-8°. 1880. . . . . 10 fr.

Clinique médicale, par le docteur GUENEAU DE MUSSY, médecin de l'Hôtel-Dieu, membre de l'Academie de médecine, etc. 1 vol. in-8°. . . . . . 24 fr.

Traité pratique des maladies du larynx, précédé d'un Traité complet de laryngoscopie, par le docteur CH. FAUVEL, ancien interne des hôpitaux de Paris. 1 vol. in-8°, avec 144 figures dans le texte et 20 planches, dont 7 en chromolithographie. Broché. . . . . 20 fr.
Cartonné. . . . . 21 fr.

Leçons cliniques sur les maladies du cœur, professées à l'Hôtel-Dieu de Paris, par M. BUCQUOY, 4e édition, 1 vol. in-8° de 170 pages, avec figures dans le texte, cartonné en toile. 1873. . . . . 4 fr.

LYON. — IMPRIMERIE PITRAT AINÉ, 4, RUE GENTIL.

www.ingramcontent.com/pod-product-compliance
Ingram Content Group UK Ltd.
Pitfield, Milton Keynes, MK11 3LW, UK
UKHW031903260826
14628UKWH00002B/960

9 782019 670764